实践应用型学前教育专业规划教材

学前儿童卫生与保健

主　编　杨美男

副主编　何　静　俞苗苗

赵敏晅　刘慧敏

中国人民大学出版社

·北京·

图书在版编目(CIP)数据

学前儿童卫生与保健 / 杨美男主编. —北京：中国人民大学出版社，2019.7
实践应用型学前教育专业规划教材
ISBN 978-7-300-27006-7

Ⅰ.①学… Ⅱ.①杨… Ⅲ.①学前儿童 – 卫生保健 – 幼儿师范学校 – 教材 Ⅳ.①R179

中国版本图书馆CIP数据核字（2019）第101700号

实践应用型学前教育专业规划教材

学前儿童卫生与保健

主　编　杨美男

副主编　何　静　俞苗苗　赵敏晅　刘慧敏

Xueqian Er'tong Weisheng yu Baojian

出版发行	中国人民大学出版社		
社　　址	北京中关村大街31号	**邮政编码**	100080
电　　话	010-62511242（总编室）	010-62511770（质管部）	
	010-82501766（邮购部）	010-62514148（门市部）	
	010-62515195（发行公司）	010-62515275（盗版举报）	
网　　址	http://www.crup.com.cn		
经　　销	新华书店		
印　　刷	北京玺诚印务有限公司		
规　　格	185mm×260mm　16开本	**版　次**	2019年7月第1版
印　　张	14.25	**印　次**	2019年7月第1次印刷
字　　数	268 000	**定　价**	35.00元

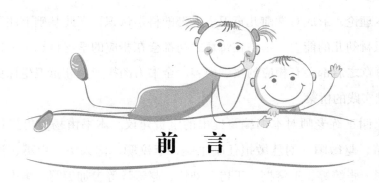

前　言

　　教育部发布的《3～6岁儿童学习与发展指南》中指出："健康是指人在身体、心理和社会适应方面的良好状态。幼儿阶段是儿童身体发育和机能发展极为迅速的时期，也是形成安全感和乐观态度的重要阶段。发育良好的身体、愉快的情绪、强健的体质、协调的动作、良好的生活习惯和基本生活能力是幼儿身心健康的重要标志，也是其他领域学习与发展的基础。为有效促进幼儿身心健康发展，成人应为幼儿提供合理均衡的营养，保证充足的睡眠和适宜的锻炼，满足幼儿生长发育的需要；创设温馨的人际环境，让幼儿充分感受到亲情和关爱，形成积极稳定的情绪情感；帮助幼儿养成良好的生活与卫生习惯，提高自我保护能力，形成使其终身受益的生活能力和文明生活方式。"因此，本书紧紧围绕与幼儿相关的营养、安全和良好的生活与卫生习惯等方面内容进行编写。

　　本书共包含八章内容，其中，第一章集中介绍了学前儿童生长发育的基本理论；第二章至第五章详细介绍了具体的保健要点，第二章介绍了学前儿童的生理特点与具体的保健要点，第三章介绍了幼儿园一日生活的各个环节及其保健要点，第四章介绍了幼儿膳食营养及良好习惯的培养，第五章详细介绍了游戏、教学、运动不同环节的具体保健要点；第六章介绍了幼儿期常用的一些护理技术；第七章介绍了幼儿园常见疾病和传染病的预防和护理；第八章介绍了应该如何应对幼儿的心理障碍和问题行为。

　　"学前儿童卫生保健"是高职高专学前教育专业学生的专业必修课。本书定位于高职院校的学前教育专业教学标准的基本要求，在把握时代特征的同时借鉴学前教育界前辈与同行的研究成果，注重实用性与可操作性，既可以作为学前教育专业学生的教材，也可以作为幼儿园教师的辅助工具。

　　本书最大的特色是：理论指导实践，实践丰富理论；注重帮助学习者掌握卫生保健的基本理论，形成对学前儿童卫生保健的科学认识，在此基础上注重培养其科学引导与照料幼儿的能力。本书在每章之初都会在相应的学习目标之下提出相应的任务，在每章之后都会有相应的实训内容。全书力图构架起儿童卫生保健理论与儿童卫生保健实践的桥梁。

　　特别感谢王练老师对本书编写提出的宝贵建议。本书由杨美男担任主编，何静、俞苗苗、赵敏晅、刘慧敏担任副主编，李汶聪、闫兴华、卢英、许万宁、陈朋、林筱彬、张婷婷、王馨桐、王冉、刘怡、赵玉环等参加编写。本书内容与观点是编写团队关于学前儿童卫生保健问题的探索和思考的阶段性总结，在编写过程中，编写成员虽都耗费很多精力，但难免有许多不足之处，希望各位专家、同行、读者不吝赐教，批评指正。同时，感谢中国人民大学出版社李剑老师的鼓励与支持以及为此书出版所做的努力！

杨美男

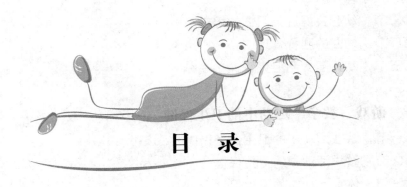

目 录

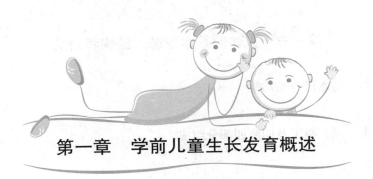

第一章　学前儿童生长发育概述

【学习目标】

- 了解人体的基本形态、结构和功能。
- 掌握学前儿童生长发育的年龄分期及一般规律。
- 了解影响学前儿童生长发育的各种因素。
- 熟悉学前儿童生长发育的评价指标及测量方法。

【任务导入】

- 结合所学的理论知识，组织学生到幼儿园观察并总结小、中、大班幼儿生长发育的主要特点及保健工作的开展。
- 对幼儿园保健医生或保育主任进行访谈，了解幼儿园每年体检的时间、内容、程序、测量工具及注意事项。
- 参加幼儿园体检活动，了解一个班级幼儿的生长发育情况，运用等级评价法或百分位数法对幼儿的身高、体重进行评价，并写出分析报告。
- 选取身体发育不达标的幼儿进行个案研究，并写出分析报告。

生长是指整个身体和器官可以用度量衡测量出来的变化。发育是指细胞、组织、器官和系统功能的成熟。了解学前儿童生长发育的特点和规律，对幼儿园开展各项活动有着重要的意义。

第一节　人体的基本形态、结构和功能

一、人体的基本形态和功能

人体由头、颈、躯干及四肢四部分组成。

（一）头

头位于身体最上端，头颅分为脑颅和面颅。脑颅比面颅发达，脑颅内装大脑，脑与脊柱相连。面颅有眼、耳、口、鼻等器官。

（二）颈

颈是头与躯干相连的部分，较短，但运动灵活。

（三）躯干

躯干前后径小于左右径，即扁而宽，适于直立。躯干前面可以分为胸、腹两部分，后面可以分为背、腰、骶三部分。躯干内部的体腔以膈为界，划分为胸腔和腹腔。胸腔内有心脏、肺、气管等器官；腹腔内有脾、胃、肝脏、胆囊、大肠、小肠等器官。腹腔下方骨盆内的部分叫盆腔。女性的子宫、卵巢和输卵管位于盆腔内。

躯干部分的器官见图 1-1。

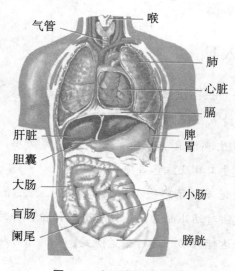

图 1-1　躯干部分的器官

（四）四肢

四肢包括上肢和下肢各一对，具有灵活的关节。上肢由上臂、前臂和手三部分组成，通过肩部与躯干相连；下肢由大腿、小腿和足三部分组成，通过腹股沟与躯干相连。

二、人体的基本结构和功能

人体由许许多多的细胞构成，由细胞汇聚成组织，组织又联合形成器官，不同的器官最后构成系统。人体包括八大系统和感觉器官，这些结构相互协调、相互配合，共同形成和谐统一的有机体。

（一）细胞

细胞是构成人体结构和功能的基本单位。人体中无论是柔软的大脑，还是坚硬的骨头以及其他的内脏器官，都是由一个个细胞构成的。人体内有 200 余种细胞，其大小不一、种类繁多、形态各异、功能不同。如神经细胞呈树状，具有传导功能；肌细胞呈圆柱状或长梭状，具有收缩功能。

各种类型的细胞形态见图 1-2。

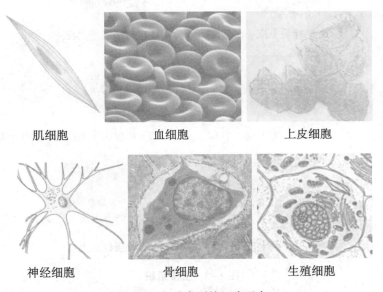

肌细胞　　　　　血细胞　　　　　上皮细胞

神经细胞　　　　骨细胞　　　　　生殖细胞

图 1-2　各种类型的细胞形态

细胞由细胞膜、细胞质、细胞核构成。细胞膜是细胞表层的半透明膜，具有保护作用。外部某些物质（如氧、营养物质、代谢废物）通过细胞膜进出，完成物质交换和新陈代谢。细胞质位于细胞膜和细胞核中间，它含有线粒体、内质网、高尔基复合体、核糖体、溶酶体等细胞器（类似生物体的各个器官），主要参与细胞器的各种代谢。细胞核含有 DNA，通过 DNA 的复制和传递控制细胞的繁殖、分化和代谢活动。

人体内除细胞外，还有存在于细胞间的物质，称为细胞间质，是细胞与细胞之间的联系物质，也是维持细胞生命活动的重要环境。

（二）组织

细胞经过分化形成许多形态不同、结构不同、功能各异的细胞群，与细胞间质构成组织。人体有四种基本组织，即上皮组织、结缔组织、肌肉组织和神经组织。

1.上皮组织

上皮组织（见图 1-3）具有保护、分泌、吸收、排泄等功能。它以两种形态存在：一是覆盖在人体表面、器官外表面或体内各种有腔器官的内表面；二是专门发挥分泌功能的腺上皮，如汗腺、唾液腺、胃腺等。

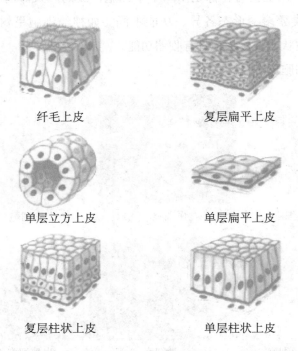

纤毛上皮　　　　　　　　　复层扁平上皮

单层立方上皮　　　　　　　单层扁平上皮

复层柱状上皮　　　　　　　单层柱状上皮

图 1-3　上皮组织

2.结缔组织

结缔组织（见图 1-4）具有连接、支持、营养和保护功能。它们分布广泛、形态多样，由少量细胞和大量细胞间质组成。常见的结缔组织有血液、软骨、骨、肌腱、韧带、脂肪等。

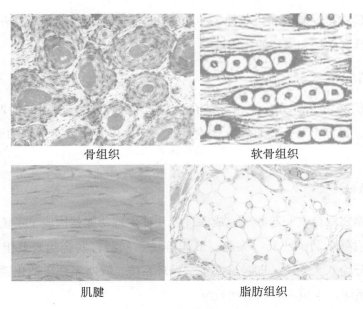

骨组织　　　　　　　软骨组织

肌腱　　　　　　　　脂肪组织

图1-4　结缔组织

3. 肌肉组织

肌肉组织具有收缩和舒张作用，由具有收缩作用的肌细胞构成。机体的各种活动，比如肢体运动、心跳、肠蠕动、血管收缩等，都是借助肌肉组织的收缩与舒张实现的。肌肉组织包括平滑肌、骨骼肌（横纹肌）和心肌三种（见图1-5）。

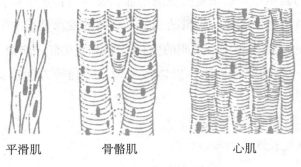

平滑肌　　　　　骨骼肌　　　　　心肌

图1-5　肌肉组织

平滑肌：分布于内脏、血管等处，由自主神经进行支配，收缩特点是缓慢而持久，具有很大的伸展力量，以更好地适应脏器内容物的充盈。

骨骼肌：又叫作横纹肌，主要分布于四肢和躯干，由躯体神经进行支配，收缩迅速而有力，实现机体的运动呼吸、肢体动作、姿势保持、空间位移等。

心肌：是心脏特有的肌肉组织，具有自律性，能按自己的节律收缩，也接受自主神经的调节。

4. 神经组织

神经组织由神经细胞（神经元）和神经胶质细胞组成。神经细胞是神经组织的主要成分，具有接受刺激和传导神经冲动的功能；神经胶质细胞不具有传导神经冲动的功能，具有保护和支持的作用。

（三）器官

不同组织经过发育分化，相互结合构成具有一定形态和功能的器官，如心、肝、肺、脾、胃等。每个器官在人体内都有一定的位置，具有一定的形态、构造、功能。

（四）系统

若干个器官联合在一起共同完成一种或几种生理功能就构成了系统。例如，口腔、咽喉、食管、胃、小肠、大肠、肛门等一系列器官联合起来就组成了消化系统。人体可分为八大系统，即神经系统、循环系统、呼吸系统、消化系统、泌尿系统、内分泌系统、生殖系统和运动系统。

第二节　学前儿童生长发育的一般规律和影响因素

学前儿童正处在生长发育最旺盛的时期，这是一个长期的、动态的、连续发展的过程。生长发育贯穿儿童乃至成人的一生。生长和发育是两个不同的概念：身体的生长是指细胞的繁殖增长及细胞间质的增加，表现为各系统和各器官的大小、长短、重量的增加及形态的变化，是量的变化；身体的发育是指细胞、组织、器官分化完善和功能上的成熟与变化，是质的变化。生长是发育的前提，发育包括生长。当生长发育到了一定的完善程度，机体在生理、心理等方面都达到成人水平时，称为成熟。

一、学前儿童生长发育的年龄分期

（一）胎儿期

从受精卵形成到分娩约 40 周，共 280 天，胎儿的周龄即胎龄。

妊娠前 8 周为胚胎期，第 9 周到分娩为胎儿期。自孕期 28 周至出生后 1 周为围产期，这个时期胎儿依赖母体获得营养而生存。胚胎的遗传因素、孕期感染、孕妇营养、孕妇心理状态、孕妇卫生状况均为影响胎儿发育的因素。

（二）新生儿期

自胎儿娩出、脐带结扎至出生后 28 天为新生儿期。

新生儿期是胎儿出生后进行生理功能调节并适应宫外环境的时期，由胎内依赖母体生存转为胎外的新环境独立生活。面对完全不同的生活环境，新生儿生理机能发育不够健全、各种功能不够完善，其问题多由于适应不良所引起，如环境过冷、过热均不适应。新生儿期免疫功能不足、抵抗力很差，易于感染，同时生长发育快而消化功能差，所以在喂养过程中应重视其消化功能的特点。

（三）婴儿期（乳儿期）

从出生 28 天至 1 岁为婴儿期，又称为乳儿期。

此期小儿生长发育非常迅速，体重可增至原来的 3 倍，身高可增至原来的 1.5 倍，头围可增加 1/3；开始出乳牙，能坐，会爬并开始学走路。其生理功能仍在发育中，如此快的生长发育就需要足够的营养供应，每日需要的总热量和蛋白质相对较高。婴儿期体内来自母体的免疫抗体逐渐消失，而自身免疫系统尚未完全成熟，对疾病的抵抗力较差，因其消化功能尚不完善，易患急性感染性疾病，消化和营养易紊乱。

（四）幼儿前期

自满 1 岁至 3 岁为幼儿前期。此期幼儿生长速度减慢，开始会走；大脑皮质功能进一步完善，迅速建立第二信号系统，语言表达逐渐丰富，模仿性增强，智能发育快，要求增多；情绪情感发展不断完善，个性品质逐渐形成；活动范围增大，接触事物增多。

（五）幼儿期（学龄前期）

自满 3 岁至六七岁为幼儿期。此期体格发育进一步减慢但智能发育增快，理解力逐渐加强，求知欲强，好奇、好问、好模仿，可用语言表达自己的思维和感情。

二、学前儿童生长发育的一般规律

生长发育是一个复杂的过程。在生长发育的周期中，受基因遗传、生活环境等各种因素的影响，儿童生长发育表现出个别性。但是从群体的生长发育来看，人类的生长发育表现出一定的普遍性特征，呈现一定的规律性。

（一）生长发育具有程序性

学前儿童生长发育受遗传基因的影响，按照一定的发育顺序和时间进行，具有既定的程序性，在发育顺序上遵循由上到下、由近到远、由中心到边缘的发展规律。儿童身体动作发育遵循"头尾法则"：先学会抬头、转头，再学会翻身、坐立、站立、行走、跑跳。上肢动作遵循"近远法则"：先发展身体中心，再向身体远端发展。

（二）生长发育呈连续性和阶段性

生长发育是由简单到复杂、由低级到高级、由量变到质变的连续发展的、完整的过程，而这一个过程又由不同的阶段组成。儿童生长发育阶段包括胎儿期、新生儿期、婴儿期（乳儿期）、幼儿前期、幼儿期（学龄前期）等。前一阶段是后一阶段的前提和基础，后一阶段是前一阶段的提高和完善。在新阶段中，前一阶段并没有消失，而是被整合到新阶段。因此，如果前一阶段没有得到充分的满足和发展，或者出现发育障碍，将会影响后一阶段的发育。比如，通常说的"十聋九哑"，儿童的语言发展要经历听、发音、单词、词组、语句等阶段，若听力有问题，即便发音器官正常，在一定程度上也会影响语言发育。

（三）生长发育呈不均衡性

人体是一个统一、完整的机体，在生长发育的过程中，各个系统并不是匀速、均衡发展的，生长发育的速度呈波浪形。儿童生长发育的身高体重、各系统发展的速度、身体各部分比例（见图1-6）的变化都不是直线上升的，而是快慢交替增长。新生儿的身高约50厘米，在第一年内约增长25厘米，是生长速度最快的阶段；1岁以后，生长速度减慢；在青春期又达到高峰。由此可见，儿童生长发育的速度呈波浪形，有两个生长高峰：一是婴儿期；二是青春期。

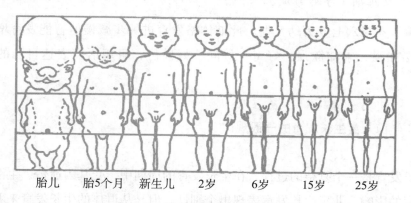

胎儿　　胎5个月　　新生儿　　2岁　　6岁　　15岁　　25岁

图1-6　胎儿至成人身体发育比例

资料来源：朱家雄，等.学前儿童卫生学［M］.2版.上海：华东师范大学出版社，2006：47.

此外，身体的不同器官和各个系统发育也是不均衡的。神经系统是最早发育的，从胎儿期开始就保持着快速发展，到6岁时已接近成人水平（脑重量已达到成人的 90%）；淋巴系统在出生后发展速度非常快，6 岁左右已达到成人水平，12 岁左右达到高峰，12 岁以后逐渐下降，到 20 岁时回到成人水平；生殖系统发育滞后，出生后直至 10 岁左右为静止状态，进入青春期后开始逐渐发育成熟。

不同系统的发育与年龄的关系见图 1-7。

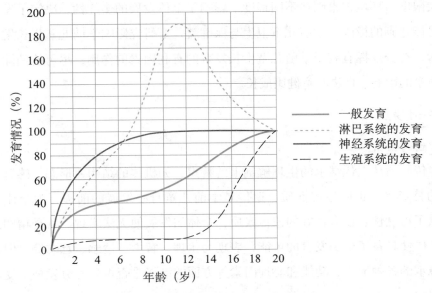

图 1-7　不同系统的发育与年龄的关系

资料来源：代晓明，等 . 学前儿童卫生学［M］. 上海：复旦大学出版社，2016：49.

（四）生长发育具有相互关联性

儿童生长发育是一个从量变到质变的过程。个体出生后，均沿着基因预设的发展轨迹生长，不仅表现为身高、体重的增加，还表现为全身各个器官逐渐分化、成熟。各个器官在不断长大、长重的同时，结构和功能也逐渐复杂和完善。比如：婴儿的胃容积小、胃腺数目少，胃酸的浓度和胃蛋白酶的效能低；随着年龄的增长，胃腺数目增多，胃功能增强，消化功能逐渐完善，由一开始只能消化少量流质食物逐渐变为能消化固体食物。

（五）生长发育具有个体差异性

个体生长发育是遗传、环境及自身心理因素相互作用、相互影响的结果。每个儿童的基因、性别、动机、需要、喜好、气质、性格以及家庭环境、地理环境、受教育情况等不同，使每个儿童的生长发育都与众不同。因此，在关注群体儿童生长发育普遍性的同时，应关注和重视个体差异，因材施教，促进每个幼儿健康快乐成长。

三、影响学前儿童生长发育的因素

学前儿童生长发育受很多因素的影响，概括起来主要包括先天遗传因素和后天环境因素。遗传因素为学前儿童提供了生长发育的可能性，决定了生长发育的潜力和最大限度；环境因素则在不同程度上影响了个体发展的多样性，决定了发育的速度和可能达到的极限。学前儿童卫生与保健就是要研究影响学前儿童生长发育的各种因素，充分发挥有利于学前儿童生长发育的有利因素的作用，尽可能消除和避免不利因素的影响，促进儿童健康成长。

（一）先天因素

1. 遗传因素

遗传是指从上代继承的生理解剖上的特点，如机体的结构、形态、感官和神经系统的特点等，也叫遗传素质。遗传是学前儿童身心发展的前提，为个体身心发展提供了可能性。没有良好的遗传素质，个体的发展便无法实现。从受精卵形成开始，个体便具备了生长发育的可能，表现为生理、智力、情感、意志等，但是这些基因继承的各种形态、功能和心理因素等方面的潜能是否得到充分发挥，受环境因素的制约。

2. 非遗传因素

（1）先天环境。孕妇在怀孕期间的营养及身体状况，是影响胎儿生长发育非常重要的因素。胚胎期极易受外界因素干扰，孕妇接触一些有害物质，如病毒、辐射、药物、烟、酒、毒品等，容易导致胎儿流产或发生畸形。

（2）内分泌不足。儿童生长发育主要受内分泌各种激素的调控，其中以生长激素、甲状腺激素和性激素为主。比如，儿童时期内分泌激素不足或者缺乏，容易导致身材矮小、智力低下。

（二）后天因素

1. 营养

合理的营养是儿童生长发育的物质基础，年龄越小受营养的影响越大。宫内营养不良的胎儿，不仅体格生长落后，大脑的发育也迟缓。幼儿期是生长发育的关键期，儿童自身新陈代谢旺盛，对营养的需求更高。长期营养不良不仅会导致身高、体重不增，也会使机体的免疫、内分泌、神经调节等功能低下，影响智力、心理和社会适应能力的发展。

2. 体育锻炼和劳动

体育锻炼和劳动是促进学前儿童身体发育、增强体质的有效手段。适量的体育运动，可以强化心脏、增强肌肉、促进骨骼钙化、增加肢体协调能力和柔韧性发展，能够使机体的各个器官和系统充分发挥作用，同时也可以调节情绪、缓解压力、促进生长。

3. 生活制度

良好的生活制度有利于促进学前儿童生长发育，要保证幼儿有充足的户外活动时间、学习时间、就餐时间、休息时间，养成良好的生活习惯。合理的、有规律的、有节奏的生活制度有利于形成良好的"动力定型"，使得儿童身体各部分（包括大脑在内）得到适宜的运动与休息。

4. 疾病

学前儿童生长发育受疾病的直接影响，其影响程度取决于病变涉及的疾病类型、病变的部位及病变严重程度。疾病可以干扰机体正常的新陈代谢和能量代谢，甚至影响器官正常的功能发挥。如营养不良，不仅会使婴幼儿体重减轻，而且会推迟其动作和语言的发展。

5. 环境

学前儿童生长发育受地理环境、气候环境、生活环境的影响。生活环境对幼儿影响较大。良好的居住环境、卫生条件，如阳光充足、空气新鲜、水源清洁等，能促进幼儿生长发育；反之，则会带来不良影响。

第三节　学前儿童生长发育测量与评价

学前儿童身体的生长发育是衡量其健康状况的重要指标。然而，学前儿童生长发育受到遗传、环境、营养、锻炼、疾病等因素影响，具有个别差异性。因此，了解学前儿童生长发育的规律、掌握正确的测量方法，才能对学前儿童生长发育的状况做出正确客观的评价，并以此作为改善儿童健康的依据，促进儿童健康发展。

一、学前儿童生长发育的评价指标

（一）形态指标

形态指标是指身体及其各部分在形态上可测量的各种量度，如长度、宽度、高度、围度、厚度等，又称为发育指标，主要反映的是儿童身体外形的具体指标，其中使用最广泛的形态指标有身高、体重、头围，同时，坐高、上肢长、下肢长、肩宽、胸围、上臂围、大腿围等指标也常作为评价指标。

1. 身高

身高（在婴幼儿期又称为身长），是指从头顶到足底的垂直长度，常被用以表示全身生长的水平和速度。身高既是反映身体长度变化的重要指标，也是综合反映儿童生长发育速度和水平的指标。身高方面的异常，大多是由于先天性骨骼发育异常或内分泌疾病所导致。

与出生时的身长相比，1周岁时身长约为出生时的1.5倍，4岁时为2倍。2岁以后，儿童的平均身高可按以下公式估算：

$$身高（厘米）\approx（年龄 \times 5）+75（厘米）$$

测量方法：

3岁前使用量床测量。测量时，儿童脱去鞋袜和帽子，水平仰卧躺在量床上，头轻触头板，双腿自然伸直，双足接触移动足板；测量者读出量床两侧刻度即可。儿童头顶至足底间的距离即为身长（测量值以厘米为单位，记录小数点后1位）。

3岁以上儿童采用立式身高测量仪。测量时，儿童脱去鞋袜和帽子，立正站好（双眼平视前方，两臂自然下垂，足跟并拢，足尖自然分开），足跟、臀部和两肩胛紧靠身高仪立柱；测量者移动身高仪水平板，轻压儿童头部，读数即可。

2. 体重

体重是身体各器官和组织重量的总和。它既反映机体骨骼、肌肉、皮下脂肪和内脏的重量，也反映儿童营养状况。体重是易变化的敏感指标。

新生儿出生时正常体重为2.5～4千克，出生后3个月的体重约是出生时的2倍，满1岁时体重约是出生时的3倍。1岁内婴儿的体重可按以下公式估算：

$$1 \sim 6个月体重（千克）\approx 出生体重（千克）+ 月龄 \times 0.7（千克）$$

$$7 \sim 12个月体重（千克）\approx 6千克 + 月龄 \times 0.25（千克）$$

满2岁时儿童的体重达刚出生时的4倍，1 ～ 10岁儿童的体重平均每年增长2千克，2 ～ 10岁儿童的体重可按以下公式估算：

$$体重（千克）\approx 年龄 \times 2+8（千克）$$

定期测量体重，可了解婴幼儿的生长发育状况和身体营养状况，并以此作为指导婴幼儿饮食喂养和早期发现疾病的依据。以体重评价儿童的营养状况时一般用两种方法：第一，以年龄为基准的体重。按年龄分组，用体重的均值作为标准，以均值上下10%作为正常范围，大于10%为超重，大于20%为肥胖；相反，小于10%为轻度营养不良，20% ～ 40%为中度营养不良，40%以上为重度营养不良。第二，以身长（身高）为基准的体重。根据世界卫生组织的标准，以不同数值的身长（身高）所应有的体重为基准，不分年龄和性别，用百分位数法列表，使用时按照儿童的身长（身高）数值查出标准体重；如果所测儿童的体重位于第 20 百分位数到第 80 百分位数之间，说明该儿童的体重属正常范围。

测量方法：

用杠杆式秤测量。测量时，儿童脱去外衣、鞋帽，只穿背心短裤。2 岁前或躺或坐在秤上读数（测量值以千克为计量单位，记录至小数点后 1 位）；2 岁后站在秤中央读数。秤在使用前要进行校正。体检通常不使用弹簧秤和家庭常用的电子秤，以保证测量的准确性。

3. 头围

头围能反映颅和脑的大小以及发育情况，是判断大脑发育障碍如脑积水、头小畸形等疾病的主要依据。儿童出生时，头围已达到成人头围的 65% 左右，10 岁时则达到成人头围的 95% 以上。新生儿头围平均值为 34 厘米，1 岁时为 45 厘米，2 岁时为 47 厘米，3 ～ 4 岁共增长 1.5 厘米，以后增长更少。所以对头围的监测在出生后头 2 年尤为重要。

测量方法：

测量头围时，测量者面对儿童，将布卷尺的始端固定于眉间最突出点，然后环绕头围，经过枕骨，再向眉间围拢，经过的距离即为头围。读数时，以厘米为单位，至小数点后 1 位。

4. 坐高（顶臀长）

坐高是自然垂直坐位时从颅顶点至臀部接触底座平面的垂直高度，表示躯干的生长情况，与身高比较时可说明下肢与躯干的比例关系。

3 岁以下儿童应卧位测量顶臀长。幼儿平卧于量板上，身体伸直、两腿自然并拢，头部贴紧固定于正中位置。测量者左手将儿童两脚提起使小腿与大腿成直角，右手将活动板贴住儿童臀部，测得值即为顶臀长。

3 岁以上儿童坐位测量。测量方法是：受测儿童坐于高度相适宜的凳子上，身躯前倾，骶部紧贴至尺或墙壁，然后坐直，头、肩的位置与测身高时相同，两大腿自然平放与地面平行、与身躯成直角，两腿并拢，两足平放在地面，足尖向前。测量者移动滑测板，轻压儿童颅顶点后进行读数；读数时以厘米为单位，至小数点后 1 位。

5. 胸围

胸围表示胸廓的容积以及胸部骨骼、胸肌、背肌和脂肪层的发育情况，并在一定程度上表明身体形态和呼吸器官的发育状况以及参加体育运动的效果。新生儿的胸围为 32 厘米左右，在出生后的第一年约增加 12 厘米，速度最快，第二年大概增加 3 厘米，以后每年约增加 1 厘米。

测量方法：

测量胸围时，3 岁以下的儿童取躺卧位，3 岁以上取站立位，均不取坐位。要让儿童的呼吸处于平静状态再测量胸围。在取站立位测量时，儿童自然站立，两足分开与肩同宽，双肩放松，两上肢自然下垂。测量者面对受测者，将带尺上缘经背部肩胛骨下角下缘至胸前，带尺下缘经过乳头上缘。读数时以厘米为单位，至小数点后 1 位。

（二）生理功能指标

生长发育的生理功能指标是指身体各系统、各器官在生理功能上可测出的各种量度。反映骨骼肌肉系统的基本指标有握力和背肌力，反映呼吸系统机能的基本指标为肺活量，反映心血管系统机能的基本指标是脉搏和血压，最大耗氧量则为心血管和呼吸机能的综合指标。

1. 肺活量

肺活量是指受测者在深吸气后能够呼出的最大空气量，它在一定程度上代表着呼吸肌的力量和肺的容量及其发育状况。

测量肺活量时，常使用湿式肺活量计。测量时，受测者取立位，做一两次扩胸动作或深呼吸后尽力深吸气，吸满后再向肺活量计的吹嘴用力深呼气，直到不能再呼气为止。此时立即关闭进气管的开关，待浮筒平稳后读数。对每位受测儿童测量 3 次，按最大数记录，单位为毫升。

2. 脉搏

脉搏反映心血管系统的功能状况。由于脉搏的个体差异较大，容易受体力活动和情绪变化的影响，请勿在运动后或情绪激动时测量，应选择在安静、平稳时进行测量。连测 3 个 10 秒钟的脉搏数，其中两次相同并与另一次相差不超过 1 次时，可认为是安静状态的脉搏，然后以 1 分钟的脉搏数作记录：通常，幼儿每分钟 90 ~ 100 次，成人每分钟 70 ~ 80 次。正常人的脉搏和心跳是一致的。

3. 血压

血压是反映心血管系统功能的另一重要指标。血压易受活动、情绪紧张、体位变动等因素的影响。在测量血压前，应使受测者静坐休息 10 分钟，测其安静时的血压，一般测右臂血压。测量时所用的袖带宽度，因年龄不同而不同，7 岁以下儿童常用 8 厘米宽的袖带。

4. 体温

采用体温计，测量腋温。

（三）心理行为发育指标

心理行为发育指标是指反映儿童心理活动、个性特征、行为特点的指标。评价儿童心理发展主要采用量表，对儿童心理综合发展水平或某一单项发展水平进行评价。常用的量表有斯坦福－比纳智力量表、韦氏儿童智力量表、儿童行为量表、康奈尔儿童多动症量表、感觉统合调查表、儿童心理健康与行为问题量表等。

二、学前儿童生长发育的评价内容与方法

（一）学前儿童生长发育评价内容

学前儿童生长发育评价内容主要包括三方面，即生长发育水平、生长发育速度及各项生长发育指标之间的相互关系。生长发育评价是将儿童各项发育指标与参照标准进行比较，从而判断个体或群体儿童的发展水平和发育速度。生长发育评价的实质是标准化评价。

通常卫生学采用人群平均水平作为参照标准，或称正常值。目前，我国学前儿童体格发育评价标准运用较广泛的主要有世界卫生组织（WHO）推荐的学前儿童生长发育标准和中国九省市学前儿童生长发育标准。一般要求标准应通过大样本人群的调查（横断面调查）收集测量数据，然后经过统计学处理，按性别、年龄计算出各项指标人群的平均水平，即为标准或者正常值。

值得注意的是，卫生学中使用的生长发育标准是相对的、暂时的。因儿童生长发育受社会、经济、文化、环境等众多因素的影响，人群生长发育的平均水平在不断变化，故标准也是动态的。以中国儿童体格发育调查数据为例，中国曾分别在1975年、1985年、1995年、2005年进行过四次全国性调查，从 5 ～ 6 岁组儿童身高、体重变化来看，身高在第二个 10 年、第三个 10 年、第四个 10 年分别比上一个 10 年平均增长 1.5 厘米、2.0 厘米、3.2 厘米；体重平均增长 0.58 千克、1.02 千克、1.67 千克。因此，每过若干年，儿童的生长发育水平就会发生显著变化，标准只能在一定的时间内使用。选择儿童生长发育标准要以最新数据为准。

（二）学前儿童生长发育评价方法

学前儿童生长发育评价方法有等级评价法、百分位数法、曲线图法、指数法、相关回归法等。幼儿园多使用等级评价法或百分位数法评价儿童的生长发育。

1. 等级评价法

等级评价法是将个体生长发育数值与标准均值及标准差进行比较的一种评价方法。该方法以均值为基准值、以标准差（S）为离散距，将儿童生长发育划分为 5

个发育等级 (见表 1-1)。凡儿童生长发育数值在均值 ±2SD 范围内均属正常，高于或低于 2 个标准差需做进一步的分析、调查和评价。通常在幼儿园卫生保健管理中，将身高、体重低于两个标准差归为不达标，将体重超过两个标准差称为超标。

表 1-1   生长发育评价的等级划分

等级	等级评价法	百分位数法
上等	均值＋ 2SD 以上	大于 P97
中上等	均值＋ 2SD 到均值＋ 1SD	P75 ～ P97
中等	均值＋ 1SD 到均值 -1SD	P25 ～ P75
中下等	均值 -1SD 到均值 -2SD	P3 ～ P25
下等	均值 -2SD 以下	小于 P3

例如，小飞，男，3 岁，体检测量身高为 91 厘米，体重为 15.5 千克。

评价方法：

按发育年龄评价，即以年龄为参照进行比较。

第一步，查找 3 岁男童的年龄和身高、年龄和体重的生长发育标准。通过附录"中国 7 岁以下儿童生长发育参照标准"表 1、表 3，可知 3 岁男童身高均值为 97.5 厘米，＋2SD 为 105.3 厘米，-2SD 为 90.0 厘米；体重均值为 14.65 千克，＋2SD 为 18.37 千克，-2SD 为 11.79 千克。

第二步，将小飞的身高、体重与标准比较。

结果是小飞身高未达标、体重达标。

等级评价法是目前幼儿园使用最广泛的评价方法。该方法的优点是简单、易操作，能直观反映个体儿童发育水平。但是也不能将其作为唯一依据，要依据实际情况进行分析。

2. 百分位数法

百分位数法是以第 50 百分位数为基准值，以第 3、25、75、97 等百分位数值为离散距，将儿童生长发育划分为 5 个发育等级（见表 1-1），评价儿童的生长发育状况，凡实测值在 P3 ～ P97 的数值范围内均属正常。

图 1-8 是 0 ～ 7 岁男童身高百分位数曲线图，其中横坐标表示年龄（岁），纵坐标是身高值（厘米）。评价时，只需将儿童身高测量值按纵坐标在图上标出，然后找对应的年龄，其交叉点所在位置就是该儿童的身高发育水平和等级范围。

百分位数法被广泛地应用在 0 ～ 3 岁儿童生长发育监测和评价中。该方法的优点是简便、易于掌握，能动态反映儿童的生长发育变化。家长只需要将体检结果标注在百分位数曲线图中，即可了解自己孩子的生长发育水平和发展走向。

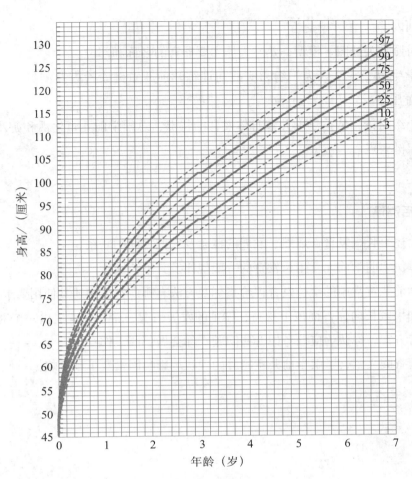

图1-8　0～7岁男童身高百分位数曲线图

3. 指数法

指数法是根据身体各部分的比例关系，采用数学公式将两项或多项身体发育指标联系起来，用以评价身体生长发育的一种方法。身体质量指数（BMI），又称体重指数，是目前国际上用于衡量成人胖瘦程度及是否健康的常用标准。人体理想体重指数是 22，指数等于或大于 25 为超重，等于或大于 30 为肥胖。肥胖则表明运动不足、营养过剩或有某种内分泌系统的疾病，而且常会并发高血压、高血脂、动脉硬化、冠心病、糖尿病、胆囊炎等病症。若指数过低，低于体脂含量的安全下限，则可能引起功能失调。

BMI= 体重（千克）/ 身高²（米）

学生实训

实训地点：教室、实训室。

实训内容：

1. 对照有关挂图、模型，熟悉人体主要器官的名称和部位。

2. 学生以 2～3 人为一组，实践与训练学前儿童健康检查及测量方法，测脉搏、量血压。

3. 小组讨论，依据学前儿童身体发育的特点，总结学前儿童生活和游戏活动中的卫生保健要点。

课后测评

1. 简述生长、发育、成熟、发展的概念及它们之间的联系。

2. 举例说明学前儿童生长发育的一般规律及其影响因素。

3. 学前儿童常用的生长发育评价指标及方法有哪些？请简述其使用要求。

4. 如果家长向你咨询孩子身高、体重的发展情况，希望你能提供一个对其有帮助的支持方案，你认为应该考虑哪些问题？你会做哪些工作？

5. 请查阅文献，了解学前儿童肥胖的现状、影响因素及干预策略。

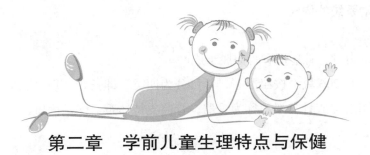

第二章　学前儿童生理特点与保健

【学习目标】

- 了解人体各个系统的结构和基本功能。
- 熟悉学前儿童身体各个系统的生长发育特点。
- 掌握学前儿童身体各系统的保健内容。

【任务导入】

- 通过使用书籍、期刊、网络、数据库等方式，查找学前儿童生理特点与保健的相关资料，例如学前儿童骨骼的生长发育特点，思考根据此特点幼儿园应该如何科学、合理地组织、开展相关活动。
- 请学生以小组为单位，利用课余时间或实习、见习的机会，观摩当地的幼儿园环境创设、一日生活安排、晨检及保健开展情况，并了解该幼儿园室内外活动以及健康领域活动开展的情况。
- 结合查阅的相关资料，请学生制作PPT课件，以小组的形式与大家分享所观摩幼儿园的图片、视频。
- 教师点评，讲解学前儿童生理特点与保健的主要内容。

第一节　学前儿童运动系统

一、运动系统的构成

运动系统由骨、骨连接和骨骼肌组成。

成人骨共有 206 块。按照形态，骨可分为四类，即长骨、短骨、扁骨以及不规则骨。各骨相连构成骨支架，称为骨骼。骨骼支持体重，保护内脏，赋予人体基本形态（见图 2-1）。

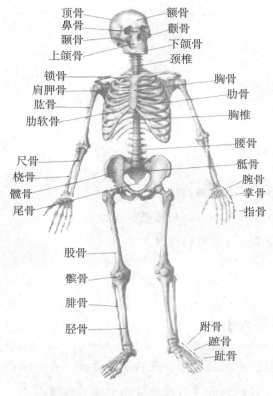

图 2-1　人体骨骼

骨由骨质、骨膜、骨髓构成（见图 2-2）。骨质分为骨密质和骨松质。骨密质致密坚硬，分布于骨的表面；骨松质结构疏松，分布于骨的内部。骨膜由纤维结缔组织构成，含有丰富的神经和血管，对骨的营养、再生有重要作用。骨髓充填于骨髓腔和松质间隙内。胎儿和幼儿的骨髓呈红色，称为红骨髓，具有造血功能。5 岁之后，红骨髓逐渐被脂肪组织代替，呈黄色，称为黄骨髓，失去造血活力。在病理情况下，黄骨髓可以转变为红骨髓恢复造血活力。

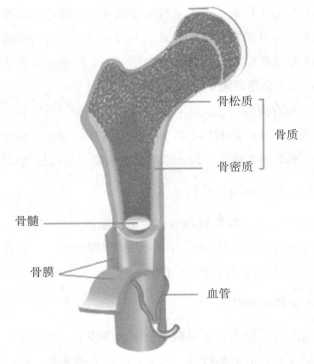

骨松质

骨质

骨密质

骨髓

骨膜

血管

图 2-2　骨的结构

骨与骨之间的接合部位叫作骨连接，其连接方式有两种，即直接连接和间接连接。直接连接是骨与骨借纤维结缔组织或软骨直接连接，结构较为牢固，活动幅度小或不活动。间接连接又称为关节，关节由关节面、关节囊、关节腔构成。相对骨面之间有腔隙，腔内含有少量滑液，活动幅度较大，例如肩关节、髋关节。

骨主要由有机质和无机质组成。有机质主要是骨胶原纤维束和黏多糖蛋白等，使骨具有弹性和韧性。无机质主要是碱性磷酸钙，使骨坚硬。成人有 600 多块骨骼肌，约占成人体重的 40%，主要分布在躯干及四肢。

二、学前儿童运动系统的特点

（一）学前儿童骨骼的特点

（1）骨骼处于生长发育之中。学前儿童的骨膜较成人肥厚，血管较丰富，有利于骨的生长、再生。

（2）骨骼富有弹性。成人骨骼中有机质约占 1/3，无机质约占 2/3。学前儿童与成人相比，骨骼中有机质含量较多，比较富有弹性，但压迫时较易弯曲变形，在外力作用下不易骨折或折而不断，称"青枝状骨折"。

（3）脊柱生理弯曲不固定。成人的脊柱体现 4 个生理弯曲，即颈曲、胸曲、腰曲、骶曲，胎儿和新生儿的脊柱从侧面观察并没有成人特有的弯曲。随着新生儿动作的发育，4 个弯曲逐渐形成，例如出生后 2～3 个月抬头而形成颈曲；直到 7 岁左右，4 个生理弯曲才会逐渐固定。

（4）骨盆尚未发育成熟。成人的骨盆已经骨化完全，由骶骨、尾骨、髋骨等构成。学前儿童并没有形成一块整体的髋骨，是由髂骨、坐骨、耻骨借软骨连接在一起，在外力作用下容易发生错位。因此学前儿童应避免从高处向较硬的地面跳下。

（二）学前儿童关节和韧带的特点

学前儿童关节窝较浅，韧带较松弛，关节周围的肌肉较为细弱。相较于成人，学前儿童关节的伸展性较好，活动范围较大，但牢固性较差，容易发生脱臼。学前儿童若被猛然牵拉手臂，容易造成肘关节半脱臼。

（三）学前儿童肌肉的特点

（1）肌肉容易疲劳。学前儿童肌肉成分中水分较多，蛋白质与无机盐较少，肌纤维细，肌肉收缩不强，故容易疲劳。但是，学前儿童新陈代谢旺盛，能够较快消除肌肉疲劳。

（2）肌肉生长发育具有不平衡性。学前儿童在生长发育过程中，大肌肉发育较早，小肌肉发育较晚；5 岁以后，小肌肉群开始显著发展。

三、学前儿童运动系统的保健

（1）养成正确的姿势，防止骨骼肌肉损伤、疲劳。在日常生活中，应注意培养学前儿童正确的坐立行走姿势。注意培养学前儿童阅读、书写的正确姿势，眼睛与书本相距一尺，胸和桌子相距一拳，握笔不要过低。

（2）提供合理的膳食，保证儿童营养。应注意为学前儿童提供营养均衡的膳食，一日三餐均衡搭配，保证蛋白质、钙、维生素 D、维生素 A 等营养物质的摄入，以促进骨骼和肌肉的生长发育。

（3）合理安排一日生活，促进学前儿童身体发展。在一日生活中，应根据学前儿童骨骼、肌肉、关节等的发育特点，合理安排一日生活。适当组织开展体育活动，锻炼学前儿童的运动能力，但应注意做好准备活动，活动不宜剧烈，各项活动不宜持续时间过长。此外，合理安排大小肌肉群锻炼活动。例如，开展走、跑、跳等大肌肉运动，兼顾绘画、粘贴、镶嵌、串珠等小肌肉运动。最后，在活动过程中应强调安全，避免学前儿童手提重物、用力牵拉、从高处向下跳等。

第二节　学前儿童呼吸与血液循环系统

一、呼吸系统的构成

人体呼吸系统（见图 2-3）由呼吸道和肺组成，其主要功能是进行气体交换，即吸入氧气、排出二氧化碳。

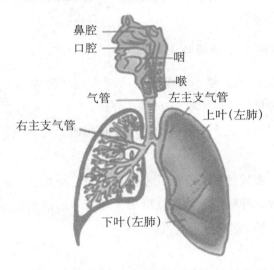

鼻腔
口腔
咽
喉
气管　　左主支气管
上叶(左肺)
右主支气管
下叶(左肺)

图 2-3　人体呼吸系统

呼吸道包括鼻、咽、喉、气管、支气管。鼻是呼吸道的起始部分，也是嗅觉器官。鼻腔由鼻中隔分为两半，鼻腔前部内有鼻毛，起过滤、净化空气的作用。鼻腔内表面有一层可分泌黏液的黏膜，能够湿润空气。咽是上宽下窄、前后略扁的漏斗形肌性管道，是呼吸系统与消化系统的共同通道，与鼻腔、口腔、喉腔、食管、咽鼓管相通。喉由软骨和喉肌构成，既是呼吸的管道，又是发音的器官。气管位于颈前正中、食管之前，下端分出左、右支气管。肺位于胸腔，左右各一。左肺分上、下两叶，右肺分上、中、下三叶。左、右支气管分别进入左、右肺叶内，并向下依次分为细支气管、肺泡管、肺泡囊和肺泡。

胸腔有节奏地扩大、缩小称为呼吸运动。胸廓扩张时吸气，回缩时呼气。

二、学前儿童呼吸系统的特点

（一）学前儿童呼吸器官的特点

学前儿童鼻腔相对短小且鼻道狭窄、鼻黏膜柔嫩，感染时黏膜肿胀，容易造成堵塞，引起张口呼吸或呼吸困难。

学前儿童咽部较成人狭窄且垂直，口咽部的病原体容易引起中耳炎症。

学前儿童喉腔较窄、声带幼嫩，容易因感染引起喉腔水肿、声带水肿，造成呼吸困难和声音嘶哑。

学前儿童气管与支气管较成人管腔短且狭窄、黏膜柔嫩、血管丰富，因黏液分泌不足易导致气道干燥，同时，纤毛摆动能力较差导致清除能力差，容易引起呼吸道感染。

学前儿童肺泡数量少且面积小，弹力组织发育较差，血管丰富，导致肺部含血量多而含气量少，易感染。

（二）学前儿童呼吸运动的特点

（1）呼吸频率快，年龄越小呼吸越快。新生儿呼吸频率为 40 ～ 44 次 / 分钟，0 ～ 1 岁为 30 次 / 分钟，2 ～ 3 岁为 24 次 / 分钟，3 ～ 7 岁为 22 次 / 分钟。由于学前儿童代谢旺盛，需氧量大，但是胸腔狭窄，呼吸肌发育不全，因此多以加快呼吸频率的方式来代偿。

（2）呼吸类型为腹式呼吸。学前儿童胸廓较短，呈桶状。其膈肌较肋间肌相对发达，肋间隙小，因此呼吸类型为腹式呼吸。随着年龄的增长，腹式呼吸逐渐转化为胸腹式呼吸，7 岁之后逐渐接近成人。

三、学前儿童呼吸系统的保健

（1）增加氧气摄入量，加强体格锻炼。在幼儿园一日生活中，幼儿教师应保证学前儿童活动场所干净、空气清新，并根据学前儿童的年龄和健康状况适当地组织开展各项户外活动，促进学前儿童呼吸器官的发育，增加其肺活量。

（2）养成良好的呼吸卫生习惯。在日常生活中，应注意培养学前儿童用鼻呼吸的习惯，以此减少上呼吸道感染的发生。应禁止学前儿童用手挖鼻孔，避免鼻黏膜受损、血管破裂。同时，严防呼吸道异物，注意防止学前儿童将颗粒物（豆子、小球、纽扣等）塞入鼻孔，并避免因学前儿童边进食边打闹、嬉笑等原因导致食物误入气管或支气管，出现气道堵塞的情况。

（3）注意保护声带。学前儿童声带幼嫩，不注意保护容易引起声带肿胀。在一日生活中，应避免学前儿童经常大声哭喊；在组织开展歌唱活动时，时间不宜过长。

四、血液循环系统的构成

人体血液循环系统（见图 2-4）是一个密闭的、连续性的管道系统，包括心脏、动脉、静脉和毛细血管。

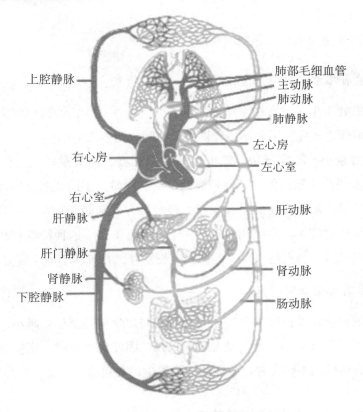

上腔静脉

肺部毛细血管
主动脉
肺动脉
肺静脉

左心房
左心室

右心房

右心室
肝静脉

肝动脉

肝门静脉

肾静脉
下腔静脉

肾动脉

肠动脉

图 2-4　人体血液循环系统

　　心脏是血液循环的动力器官，位于胸腔内，在膈肌上方的两肺之间，大小与自己的拳头相似，似倒置的圆锥体。心脏通过有节律的收缩和舒张，使血液在全身循环流动。

　　动脉是从心脏发出的血管，管壁厚，管腔小，血流速度快，把血液从心脏运到全身各个器官。

　　静脉运送血液返回心脏，管壁薄，管腔大，血流速度慢。

　　毛细血管是小动脉和小静脉之间网状的细小血管，管壁特别薄，通透性强，管腔特别细，血流速度很慢。

　　血液是存在于心脏和血管里的液体，包括血浆和血细胞两部分。血浆是血液的液体成分，其中水分占 90%～92%。血细胞是血液的有形成分，由红细胞、白细胞和血小板组成。红细胞是血液中数量最多的血细胞，含有血红蛋白（Hb），有运输氧的功能。白细胞参与机体的免疫反应，有中性粒细胞、嗜酸性粒细胞、嗜碱性粒细胞、淋巴细胞、单核细胞五种。中性粒细胞和单核细胞具有吞噬外来微生物和机体自身坏死组织及衰老细胞的功能。淋巴细胞具有免疫功能。人体正常时，各类白细胞保持一定比例；在发生炎症或其他疾病时，白细胞总数和细胞分类百分比会有变化。血小板具有加速凝血和促进血块收缩的作用，血小板减少则出血时间延长。

五、学前儿童血液循环系统的特点

（一）学前儿童心脏、血管发育特点

（1）心脏处于生长发育中。学前儿童心肌纤维细、少，心脏收缩力较弱，心输出量小，负荷能力较差，因此不适合做较长时间或剧烈的活动。

（2）年龄越小，心率越快。学前儿童代谢旺盛，需氧量较大，但心脏收缩力弱，因此以加快心跳次数的方式保障血液供给。同时，学前儿童交感神经兴奋性较高，故心率较快。随着儿童的生长发育，神经发育逐渐趋于正常，心率自然减慢。

（3）血管相对较短，内径相对较粗，毛细血管丰富。这种特点有利于学前儿童身体各个组织、器官的充足供血，促进其生长发育，并有利于消除疲劳。

（二）学前儿童血液特点

学前儿童血液量及血液成分较成人有所不同。学前儿童年龄越小，血液量相对越多；凝血因子生成不够完善，凝血时间较长，因此这个阶段一定要防止外伤；血液中白细胞防御机制不够完善，中性粒细胞较少，吞噬功能较差，容易发生炎症。

六、学前儿童血液循环系统的保健

（1）合理安排一日生活。应根据学前儿童的年龄、体质，保证幼儿园开展的各项活动能够动静交替，让幼儿劳逸结合，保证午睡时间。

（2）适当组织开展体格锻炼活动，增强学前儿童血液循环系统的功能。适当的体格锻炼能够促进学前儿童的心肌发育。

（3）注意日常饮食的营养摄入并做好定期身体检查。学前儿童生长发育较快，在日常饮食中应注意营养摄入，适当增加含铁丰富、易吸收的食品，如瘦肉等，并注意对学前儿童挑食、偏食行为进行干预。

第三节 学前儿童消化系统

一、消化系统的构成

消化系统由消化管和消化腺两部分组成。消化管分为口腔、咽、食管、胃、小肠、大肠、肛门。消化腺是分泌消化液的腺体，分大、小两种。大消化腺是独立

存在的器官，有唾液腺、胰和肝，以导管与消化管相通。小消化腺位于消化管管壁内，如食管腺、胃腺、肠腺等，它们直接开口于消化管管腔内。

人体消化系统见图 2-5。

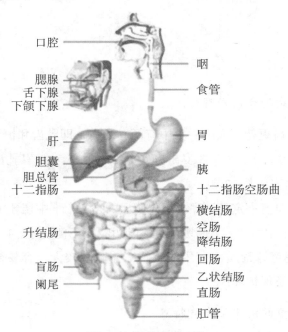

口腔

腮腺
舌下腺
下颌下腺

肝
胆囊
胆总管
十二指肠

升结肠

盲肠
阑尾

咽
食管

胃

胰

十二指肠空肠曲
横结肠
空肠
降结肠
回肠
乙状结肠
直肠
肛管

图 2-5　人体消化系统

口腔是消化道的起端，内含牙齿、舌。牙齿位于上下颌骨的齿槽内，是人体最坚硬的组织，分为切牙、尖牙、磨牙三种类型，具有研磨食物和辅助发音等功能。舌由表面的黏膜以及各种走向的舌肌构成，运动灵活，对咀嚼、吞咽、说话起着重要作用。

大唾液腺的导管开口也在口腔。人体大唾液腺有腮腺、下颌下腺和舌下腺三对，其分泌的唾液中含有淀粉酶，能够初步分解食物中的糖类。同时，唾液中的溶菌酶起着清洁、保护口腔的作用。

食管是一个长约 25 厘米的扁圆形肌性管道，食物通过食管的蠕动被推送入胃。胃是消化管最膨大的部分，具有储存、研磨和初步消化食物的作用。小肠是消化管中最长的一段，全长 5～7 米，盘曲在腹腔的中下部，是消化食物和吸收营养的主要场所。大肠长约 1.5 米，起端接回肠，末端止于肛门，分为盲肠、结肠和直肠三段。食物经小肠消化和吸收后，剩下的残渣进入大肠。大肠的主要功能是吸收水分和形成粪便。排便是一种神经反射活动。如果经常对便意加以抑制，直肠壁将对粪便的压力刺激逐渐失去敏感性，粪便若在大肠中停留时间过长，水分被吸收而变干，容易引起便秘。胰是人体第二大消化腺。胰腺具有分泌胰液和胰岛素的功能。胰腺分泌的胰液通过导管流入十二指肠。胰液内含有多种重要的消化酶，参与蛋白质、脂肪、淀粉等营养物质的分解。肝是人体最大的消化腺，肝脏分泌的胆汁贮存在胆囊，进食后胆囊收缩，胆汁经胆管流入十二指肠，参与脂肪的消化，并促进脂溶性维生素的吸收。同时，肝脏也是人体重要的物质代谢器官，并具有解毒和储存糖原的功能。

二、学前儿童消化系统的特点

（一）学前儿童的牙齿发育特点

（1）乳齿与恒齿更替。人的一生中有两套牙齿，即乳齿和恒齿。乳齿常在出生后 4～10 个月开始萌出，2～3 岁出齐，共 20 颗。5～6 岁乳齿开始脱落，萌出恒齿，25 岁之前出齐，共 32 颗。

（2）乳齿萌出具有一定的顺序。最先萌出的是 2 个下中切牙（下门牙），然后萌出上方 4 个切牙（上中切牙、上侧切牙），再萌出 2 个下侧切牙。1 岁时可有 8 颗牙齿。

另外，学前儿童牙釉质薄，牙本质软，牙髓腔较大，容易被酸腐蚀，出现龋洞，因此要特别注意保护牙齿。

（二）学前儿童的消化管发育特点

（1）消化能力较弱，吸收能力较强。学前儿童食管短且窄，管壁弹性较差，胃较小，黏膜较薄，胃液较少，胃壁平滑肌薄，胆囊储存的胆汁少，因此消化能力较弱。但是，学前儿童的小肠相对较长，小肠管径较宽，吸收面积较大，因此吸收能力较强。

（2）肠系膜发育不完善，肠在腹腔内的固定性较差。学前儿童如果饮食不当、腹泻可导致肠蠕动加强并失去正常节律，诱发肠套叠。

三、学前儿童消化系统的保健

（1）爱护牙齿，保持口腔卫生。学前儿童的乳齿不仅具有咀嚼、帮助消化的功能，而且对恒齿萌出、颌面部发育、语言学习等具有重要作用。因此，应注意引导学前儿童爱护牙齿，养成早晚刷牙、饭后漱口、两侧咀嚼、睡前不吃甜食的好习惯。同时，应注意避免饮食过冷、过硬、过热。此外，应定期对学前儿童进行口腔检查，及时发现并治疗牙病，慎用抗生素，防止牙齿质地松脆、颜色发黄。

（2）养成良好的饮食习惯。学前儿童的消化能力较弱，在饮食安排上应保证学前儿童生长所需各类营养物质的摄入，并注意使其适当进食含膳食纤维的食物，如蔬菜、粗粮等。在进餐过程中，应使其轻松愉快、不挑食、不偏食、细嚼慢咽。此外，注意饮食要定时定量，避免因一次进食过量而出现消化不良。

（3）定时排便。引导学前儿童养成固定时间排便的好习惯，防止出现因抑制便意而导致便秘的情况。

第四节 学前儿童神经与内分泌系统

一、神经系统的构成

神经系统在人体中居主导地位，能够控制和调节其他系统的活动。同时，神经系统也能够调节人体与外界环境的关系，在接受外界环境的各种刺激时能够支配、调节人体各个器官的活动，使其互相协调与环境保持平衡统一。此外，神经系统还可以储存信息、加工信息，大脑可以产生思维和意识。

神经系统是一个整体，按所在的部位可分为中枢神经和周围神经。

中枢神经包括脑和脊髓，它们分别位于颅腔和椎管内。脊髓具有传导和反射功能。脑由大脑、小脑、间脑和脑干组成（见图2-6）。大脑分左右半球，是中枢神经最高级的部分。根据大脑皮层各个部位的功能差异，将其划分为不同的功能区，每个功能区承担不同的管理任务，例如运动中枢、感觉中枢、视觉中枢、听觉中枢、语言中枢等。小脑位于背侧，在大脑后下方，具有维持身体平衡、协调肌肉活动的功能。间脑分为丘脑和下丘脑，丘脑是大脑皮层以下较高级的感觉中枢，下丘脑是大脑皮层以下较高级的调节植物性神经系统的中枢。脑干位于整个脑的下部，上方是间脑，下方是脊髓，背部是小脑。脑干分中脑、脑桥和延髓，是脊髓、小脑、大脑之间重要的联络通道。延髓分布有维持生命活动的中枢，例如呼吸、心血管调节中枢；脑桥分布有吞咽、呕吐中枢；中脑参与维持人体的觉醒。

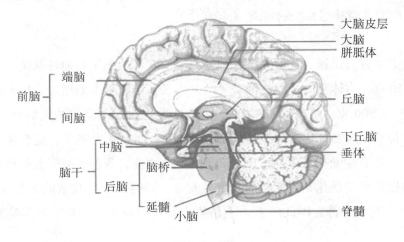

图2-6 脑

周围神经包括脑神经、脊神经和植物性神经，它们分布于全身，把脑、脊髓和全身所有的器官联系起来。脑神经共有 12 对，支配头部各器官的运动，并接收外界信息，产生感觉和表情。脊神经共有 31 对，支配躯干和四肢的运动并感受刺激。植物性神经在大脑皮质的控制下起调节内脏活动的作用，分为交感神经和副交感神经两大部分，人体内多数内脏器官均受交感神经和副交感神经的双重支配。

构成神经系统的基本单位是神经细胞，又称神经元。神经元能够感受刺激和传导神经冲动。神经系统对机体机能的调节是通过反射活动来实现的。反射就是在神经系统的调节下，机体对内外环境所引起的反应。反射活动的物质基础是反射弧，反射弧由感受器、传入神经、神经中枢、传出神经、效应器五个部分组成（见图 2-7），其中任何一个部分被破坏，反射就不能完成。

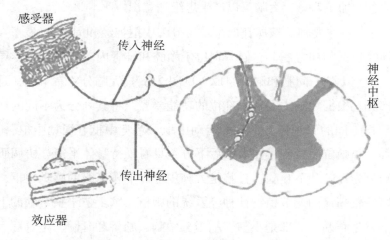

图 2-7　反射

二、学前儿童神经系统的特点

（1）大脑发育迅速。在胎儿期，神经系统的发育领先于其他各系统。新生儿脑重量约 350 克，占体重的 10%；随着年龄的增长，脑重量不断增加。成人的脑重量为 1 400 ～ 1 500 克；儿童 6 ～ 7 岁时，脑重量约 1 200 克，达到成人脑重量的 90%。

（2）神经纤维髓鞘化。神经髓鞘的形成和发育约在 4 岁完成。随着神经髓鞘的不断发育，儿童的动作也更加迅速、准确。在此之前，各种刺激引起的神经冲动传导速度缓慢且易于泛化，因此学前儿童易疲劳。同时，学前儿童的大脑皮质兴奋、抑制过程发展不完善，因此注意力不易集中且难以持久，易被新异事物刺激转移注意力。

三、学前儿童神经系统的保健

（1）科学安排幼儿园一日活动。学前儿童的大脑皮质抑制过程发育不完善，对事物的注意时间较短。因此，幼儿园组织开展各项活动时，应注意以游戏为主，选择生动有趣的教学内容，采取灵活多样的教学方法，且每项活动持续时间不宜过长，活动与活动之间要有适当的休息。

（2）需要充足的睡眠。学前儿童神经系统发育尚未成熟，需要保证充足的睡眠时间。

（3）提供合理的膳食，保证空气清新。学前儿童脑组织代谢活跃，对各种营养物质尤其是优质蛋白、磷脂、葡萄糖等需求量较多。因此，幼儿园及家长应注意为学前儿童提供合理的膳食，为其大脑发育奠定物质基础。

四、内分泌系统的构成

内分泌系统是人体内的调节系统，由内分泌腺和分布于某些器官的内分泌细胞组成。内分泌腺是人体中没有导管的无管腺，其分泌物称为激素。激素直接透入毛细血管或淋巴管内，对机体的代谢、生长、发育、生殖等生理功能有重要作用。人体主要的内分泌腺有脑垂体、甲状腺、胸腺、肾上腺、胰腺、性腺等（见图2-8）。除了内分泌腺以外，机体许多器官还存在大量散在的内分泌细胞，能够分泌多种激素样物质，参与机体的生理活动。

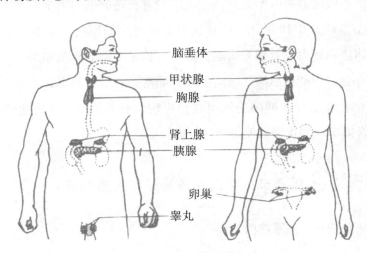

脑垂体　甲状腺　胸腺　肾上腺　胰腺　卵巢　睾丸

图2-8　人体主要的内分泌腺

脑垂体简称垂体，是最重要的内分泌腺。它位于颅底的垂体窝内，呈椭圆形，悬于丘脑下部，分为两部分，即腺垂体和神经垂体。腺垂体分泌生长激素，能够促进组织中蛋白质的合成，有利于组织器官的生长，特别是加速骨的生长。神经垂体分泌抗利尿激素和催产素。甲状腺是人体最大的内分泌腺，位于气管上端甲状软骨的两侧。甲状腺分泌甲状腺素，主要功能是调节新陈代谢，促进幼儿机体的生长发育，尤其促进骨骼生长，同时，对生殖器官以及神经系统的发育作用更为明显。胰岛是分散在胰腺中的特殊细胞团，能够分泌胰岛素。胰岛素是一种含锌的蛋白质，具有调节糖、脂肪以及蛋白质的代谢作用，对机体生长过程十分重要。肾上腺位于肾的上端，左右各一。

五、内分泌系统与学前儿童的生长发育

内分泌系统与学前儿童的生长发育密切相关。从胚胎形成直至青春发育期，整个机体处于不断生长、发育和成熟的阶段，内分泌系统本身也处在不断的发育和成熟中。在学前儿童生长发育过程中，内分泌激素的产生、分泌非常重要。

脑垂体是内分泌系统的中枢，可以分泌多种激素，控制甲状腺、肾上腺、性腺等内分泌器官的活动。如果垂体发育不良，则会造成激素分泌失常。例如，如果生长激素过多，在童年阶段可能形成巨人症，在成人阶段由于长骨不再增长而使骨端变粗，形成肢端肥大症；童年生长激素过少，则生长缓慢、身材矮小，但智力发育正常，称为侏儒症。一般认为，生长激素于熟睡时大量分泌，学前儿童有规律的充足睡眠才能够保证生长激素的正常分泌。

甲状腺素不仅能够影响胎儿神经系统的发育，还能够促进学前儿童的生长和新陈代谢的调节。碘是甲状腺合成甲状腺素必不可少的原料，缺碘对胎儿、儿童以及青少年的体格和智力发育都有影响。处于生长发育期的儿童如果甲状腺素分泌不足，生长发育会受到严重影响，可能引起智能落后、身材矮小、青春发育延迟等症状。食用碘化食盐是预防碘缺乏性甲状腺疾病的有效措施，此外也可通过食用海带、紫菜等含碘丰富的食物来保证碘的摄入。

第五节　学前儿童泌尿与生殖系统

一、泌尿系统与生殖系统的构成

泌尿系统（见图 2-9）由肾脏、输尿管、膀胱及尿道组成。肾脏是产生尿液的器官，输尿管输送尿液，膀胱储存尿液，尿道为排尿的管道。

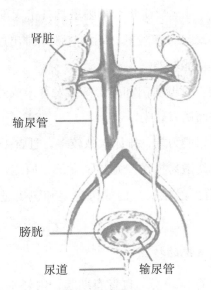

肾脏

输尿管

膀胱

尿道　　输尿管

图 2-9　泌尿系统

　　肾脏呈前后略扁的蚕豆形，位于腹后壁，在脊柱的两旁，呈"八"字形排列。肾脏的生理功能主要为排泄体内代谢产物，如尿酸、有机酸等，并调节水和电解质平衡，维持内环境稳定以及内分泌功能。肾脏完成其生理功能，主要通过肾小球的滤过和肾小管的回吸收（即重吸收入血流）、分泌和排泄。输尿管为成对的、长 25 ～ 30 厘米的肌性管道，上接肾盂，通入膀胱。膀胱是一个肌性的储尿囊，其形状、大小随着尿液的充盈程度而改变。尿液不断由肾脏产生后，经过输尿管送入膀胱暂时储存。当膀胱内的储尿量达到一定程度时，膀胱壁上的压力感受器受到压力刺激而兴奋，并通过神经传到脊髓排尿中枢；与此同时，神经冲动向上传到大脑皮质高级中枢，产生"尿意"。尿道是膀胱通向体外的排尿管道。

　　生殖系统包括外生殖器和内生殖器两部分。男性内生殖器包括睾丸、附睾、输精管、射精管、精囊、前列腺等，外生殖器包括阴茎、阴囊。女性内生殖器包括卵巢、输卵管、子宫和阴道，外生殖器主要有大阴唇、小阴唇、阴蒂和前庭大腺等。生殖系统的功能是繁衍后代以及形成并保持第二性征。

二、学前儿童泌尿与生殖系统的特点

（一）学前儿童泌尿系统的特点

（1）年龄越小，肾脏相对越重。新生儿两肾重量约为体重的 1/125，成人两肾重量约为体重的 1/220。同时，学前儿童肾脏虽具备了大部分成人肾脏的功能，但其发育仍未成熟。其肾小球滤过率较低，不能有效地排出过多的水分和溶质。其肾小管较短，回吸收和排泄功能较差。

（2）输尿管长而弯曲，管壁肌肉和弹力纤维发育未成熟，容易受压及扭曲而导致梗阻，发生尿潴留，进而诱发感染。

（3）膀胱容量小，储尿能力差，排尿次数较多，且自主控制排尿能力差。

（4）尿道较短，黏膜幼嫩易损伤。尤其是女孩，尿道外口暴露又接近肛门，容易受细菌污染。男孩尿道虽然较长，但如果包茎和包皮过长，尿垢积聚时也较容易引起细菌感染。

（二）学前儿童生殖系统的特点

学前儿童生殖系统发育较缓慢，自青春期起，内外生殖器官才逐渐发育成熟。在此期间，睾丸产生雄激素，卵巢产生雌激素，促进了生殖系统的发育和成熟。值得注意的是，如果女孩 8 岁之前出现乳房发育，男孩 9 岁之前出现睾丸增大，称为性早熟。

三、学前儿童泌尿与生殖系统的保健

（1）适量饮水，及时排尿。在日常生活中，应注意引导学前儿童适量饮水，在满足机体代谢需要的同时，也能够起到清洁尿道、减少尿路感染的作用。此外，培养学前儿童及时排尿的习惯，在产生尿意时及时小便，不要因为参加游戏等活动而憋尿。但是，幼儿教师与家长也不宜频繁地提醒学前儿童排尿，以免影响其膀胱正常储尿功能的发育。

（2）保持清洁，着装宽松。引导学前儿童养成良好的生活习惯，勤洗澡，勤换衣，每天更换内衣内裤，保持会阴部清洁，预防泌尿系统感染。同时，教会学前儿童大小便后用干净的卫生纸从前向后擦拭，预防粪便中的细菌污染尿道。幼儿用的厕所、便盆应每天消毒。此外，学前儿童不宜穿紧身衣裤，宜选择材质柔软、宽松适度的衣裤。

（3）注意观察尿液颜色。人体正常的尿液呈淡黄色。当身体器官出现问题时，尿液的颜色会发生变化。如果观察到学前儿童尿液颜色出现异常，应及时就医。

（4）注意观察性发育早期征兆。学前儿童生殖系统发育缓慢，若较早出现性发育体征，则应警惕性早熟倾向。及时发现，尽早就医。

第六节　学前儿童视觉、听觉、皮肤的生长发育

一、视觉和眼保健

（一）眼的结构和功能

眼为视觉感受器，由眼球及其附属器官两大部分组成。眼球可分为眼球壁和内容物两部分。眼的附属器官有眼睑、结膜、泪器和眼外肌。眼睑分上睑和下睑，是眼球前方的皮肤皱襞。结膜是含血管丰富的光滑黏膜，能够防止眼球运动时发生摩擦。泪器由分泌泪液的泪腺和排泄泪液的管道组成。眼外肌共有六块，分布于眼球周围，依靠它们的协调活动完成眼球的随意运动。

从外界物体射入眼球的光线，经过内容物的折射，使物体的像恰好落在视网膜上，形成清晰的实像。在光的作用下，视网膜上感光细胞发生化学反应并发出神经冲动，冲动沿着视神经到达大脑皮层，引起视觉。外界物体有远有近，如果要使远近不同的物像都能落在视网膜上，眼球的内容物就要进行相应的调节。

（二）学前儿童视觉发育特点

（1）眼的发育尚未完善。学前儿童眼球结构已经形成，但尚未发育完善。0～3岁主要完成眼的结构发育，4～13岁则基本完成眼的功能发育。学前儿童眼球的前后距离较短，物体常成像于视网膜后，称为生理性远视。随着眼球的逐渐生长发育，视力达到正常。此外，学前儿童的晶状体弹性较好，屈光调节能力较强，能够看清近处的细小物体。

（2）视觉感应功能逐渐发育完善。新生儿已有视觉感应功能，在安静清醒状态下可短暂注视物体；6～7个月时目光能够随上下移动的物体垂直方向转动；8～9个月时开始出现视深度感觉，能够看到小物体；1岁半时则能区别各种形状；2岁时可区别垂直线与横线；5岁时能够区别各种颜色。

（三）学前儿童眼保健

（1）培养良好的用眼习惯。在日常生活中，应注意引导学前儿童养成良好的用眼习惯。例如，减少持续用眼时间。近距离用眼、使用电子产品、看电视时间不宜太长，连续用眼时间不宜超过 30 分钟。应引导幼儿在阅读、看电视、使用电子产品时保持适当的距离，并鼓励幼儿经常向远处眺望以放松眼部肌肉。

（2）改善用眼环境。良好的用眼环境对学前儿童视觉器官以及视觉功能的发育有着重要的作用。幼儿园活动室应宽敞明亮、光线柔和，注意避免学前儿童在强烈

的阳光、灯光刺激下阅读、书写、绘画。同时，幼儿园的桌椅高度需根据幼儿的年龄阶段进行配置，且注意桌椅需配套。此外，为幼儿选择书本时，应注意纸张不应有反光、字体大小适中、图案清晰等。

（3）积极参与户外活动，定期进行视力检查。参与户外活动有利于学前儿童视觉器官的发育和视觉功能的发展。同时，应重视学前儿童的视力监测，如果出现弱视、斜视、屈光不正等，应尽早治疗。

（4）预防眼外伤和感染性眼病。应告诉学前儿童，眼睛内进入异物不要用手揉，以免造成眼球表面划伤。平时不用手揉眼睛，幼儿自己的毛巾、手帕要专用，并经常清洗、消毒。此外，幼儿园应积极组织开展爱眼、护眼活动，以主题活动等形式教育学前儿童爱护眼睛、保护视力。

二、听觉和耳保健

（一）耳的结构和功能

耳是感受听觉及位置觉的器官，由外耳、中耳和内耳组成（见图2-10）。

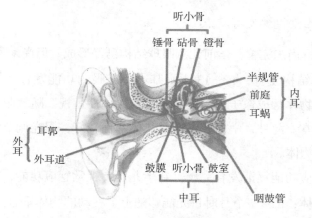

图2-10　耳的结构

外耳包括耳郭、外耳道。耳郭由皮肤和弹力软骨构成，主要作用是收集音波、确定音波的来源和保护外耳道。外耳道是一个略有弯曲的管道，底端为鼓膜所封闭。鼓膜很薄，具有一定的弹性和韧性，是外耳和中耳的分界。

中耳包括鼓膜、听小骨和鼓室。鼓室在鼓膜和内耳之间，内有三块听小骨，声波振动鼓膜带动听小骨，听小骨做机械运动，把声音放大并传向内耳。咽鼓管是鼓室和外界的通道，一端开口于鼓室侧壁，另一端开口于鼻咽部。空气可由此管进入鼓室，使鼓膜内外的压力得以平衡。

内耳由半规管、前庭和耳蜗组成。耳蜗是听觉感受器所在的部位，前庭和半规管内有位觉感受器。

音波的传导和听觉的产生是一个较为复杂的过程。音波经过耳郭收集、外耳道传导而作用于鼓膜。鼓膜的振动牵动听小骨，并引起内耳淋巴液的振动。振动的淋巴液刺激听觉感受器而产生神经冲动，神经冲动再由听神经传至大脑皮层的听觉中枢，引起听觉。

（二）学前儿童听觉发育特点

（1）耳的发育逐渐完善。学前儿童外耳道较为狭窄，外耳道皮肤幼嫩易受刺激，污水、异物进入外耳道或挖耳朵损伤都可能引发外耳道感染。同时，学前儿童的咽鼓管较短，鼻咽部感染时，细菌较容易通过咽鼓管侵入中耳，引发中耳炎。此外，学前儿童的听觉感受器较为敏感，对噪声的耐受性较差。

（2）听觉发育逐渐完善。新生儿出生时鼓室无空气，听力较差；出生后听觉发育逐渐完善；出生后 3～7 日听觉已经较好；3～4 个月时头可转向声源，听到悦耳的声音时会微笑；7～9 个月时能确定声源并区别语言的意义；13～16 个月时可寻找不同响度的声源，能够听懂自己的名字；4 岁时听觉发育已经完善。

（三）学前儿童耳保健

（1）防止外耳道损伤。学前儿童外耳道皮肤幼嫩，一旦损伤便有可能引发感染，严重者可能影响听力。应注意减少外耳道损伤，戒除挖耳习惯，防止污水、异物进入外耳道。实际上，外耳道皮肤下的皮脂腺分泌的耵聍在一定程度上能够起到保护外耳道的作用，通常会自行脱落。如果耵聍过多，可以到医院处理。

（2）避免噪声，保护听力。学前儿童对噪声较为敏感，声音达到 60 分贝时就可能影响儿童的睡眠。如果儿童经常处于 80 分贝的噪声环境中，则可引起焦躁不安、头痛耳鸣、睡眠不足、记忆力减退等症状，还可造成暂时性或持久性的听力损伤。因此，在日常生活中，幼儿园及家长应注意避免学前儿童处于噪声环境当中。例如，看电视、听音乐注意控制音量和时间；选择有声玩具时注意调节音量；尽量不要让儿童佩戴耳机。此外，幼儿园也可以组织开展爱护耳朵、保护听力的教育教学活动，教会儿童在听到较大的声音时捂耳、张嘴等。

三、皮肤的生长发育

（一）皮肤的构成

皮肤覆盖于全身表面，是机体接触外界环境最广大的感受面。皮肤由表皮及真皮构成，另有皮下组织与皮肤密切相关（见图 2-11）。除此之外，皮肤还有许多衍生物，如毛发、指甲（趾甲）、汗腺等。表皮是皮肤的最表层，真皮位于表皮的深层。皮下组织紧贴于真皮下，是连接皮肤和肌肉的组织，含有大量的脂肪细胞，也称为皮下脂肪组织。

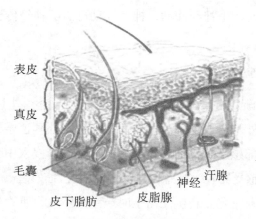

表皮
真皮
毛囊
皮下脂肪　　皮脂腺　　神经　汗腺

图 2-11　皮肤结构

（二）学前儿童皮肤的特点

（1）学前儿童皮肤保护功能较差。学前儿童的皮肤薄嫩，表皮角质层较薄，皮下脂肪发育不完善，皮脂分泌不足，防御功能较差，对外界摩擦冲击、细菌侵入、紫外线照射等的抵抗力较弱，易于受伤和感染。

（2）学前儿童皮肤呼吸功能较好，感觉功能较弱。学前儿童皮肤角质层薄，富有丰富的血管，血液循环较为旺盛。皮肤的感觉功能并不是单纯对冷、热、触、痛敏感，还可以鉴别粗糙、细腻、光滑、坚硬等。学前儿童皮肤中真皮与表皮的中枢神经纤维网以及各种神经末梢不够发达，因此感觉功能较弱，随着年龄的增长而逐渐完善。

（3）学前儿童皮肤体温调节功能较差。人体热量 75% ～ 85% 经过皮肤发散。学前儿童皮肤单位面积内的血流量相对较大，易于散热，且汗腺功能差，皮肤及周围血管运动神经调节功能不够健全。因此，其体温的调节功能较差，在过冷或过热的环境下容易着凉或受热。

（4）学前儿童皮肤吸收功能较强。皮肤有吸收外界物质的能力，主要通过角质层、毛囊、皮脂腺等吸收外界物质。学前儿童表皮薄嫩、角质层不完善，因此对涂在其表面的物质有着较高的吸收和透过能力。

（三）学前儿童皮肤的保健

（1）养成良好的生活习惯，保持皮肤清洁。学前儿童皮肤薄嫩，如果不注意清洁，容易生疮长疖。因此，应注意引导学前儿童养成良好的生活习惯，勤洗澡洗头，勤换衣物，勤剪指甲，以此防止脱落的皮屑、皮脂、汗液堵塞毛孔而影响皮肤的正常代谢。

（2）避免皮肤损伤。在日常生活中，应注意保护皮肤。例如，为学前儿童选购质地柔软、不掉色的衣料做贴身衣物；不给他们佩戴饰品，避免尖锐物品损伤皮肤；幼儿园室内外环境创设和物品摆放应注意在学前儿童可触及处，禁止摆放危险物品（水壶等）；避免学前儿童使用成人洗涤用品、护肤用品，不要在学前儿童的皮肤上涂抹化妆品；儿童皮肤一旦损伤，应及时消毒处理，在用药时应注意药物浓度、剂量，使用儿童专用外用药。

（3）适当锻炼，提高皮肤的适应力。学前儿童皮肤的体温调节功能较弱，可以通过适当的户外活动来改善皮肤血液循环，增强皮肤对冷、热刺激的适应能力，提高皮肤的体温调节功能，使体温保持相对的恒定。同时，应注意根据气温适当地增减衣物，不要让儿童穿得过多。

 学生实训

实训地点：教室、实训室、幼儿园。

实训内容：

1.请学生利用实习机会，以学前儿童生理特点与保健的相关知识为基础，选择一个主题进行教育教学活动的设计和实施。例如，以"我的眼睛"为主题设计相关活动，引导幼儿了解自己的眼睛，激发幼儿爱护眼睛、保护视力的情感。

2.请学生以小组为单位，对以下案例进行分析，并与大家分享解决方案。

案例一：

幼儿园户外活动时，文文不小心摔了一跤，陈老师匆忙跑过来用手用力拉了一下文文的右胳膊，想把她从地上拉起来，但是文文突然开始大哭，说胳膊很疼。请谈一谈案例中文文可能出现了什么情况。根据学前儿童骨骼生长发育的特点，试分析出现这种情况的原因，并谈一谈如何避免这种情况的出现。

案例二：

王老师发现乐乐经常用力擤鼻涕，还时不时把鼻涕吸回去；最近一段时间发现乐乐有时候说自己头很疼，又哭又闹。王老师以为乐乐感冒了，让乐乐请假回家治疗。医院检查结果显示乐乐患上了鼻窦炎。根据学前儿童呼吸系统的生长发育特点，试分析乐乐患上鼻窦炎的原因，并谈一谈如何避免这种情况的出现。

案例三：

张老师发现班上的亮亮小朋友不好好吃饭，总说自己牙疼。张老师观察之后发现亮亮有龋齿。但是亮亮家长却不在乎，说等乳牙掉了长出恒牙来就好了。请结合学前儿童牙齿的生长发育特点以及作用，谈一谈遇到这种情况幼儿教师应该做哪些工作。

案例四：

小武妈妈向赵老师反映，孩子最近在家里总是小便，不愿意去幼儿园。赵老师和小武妈妈经过仔细询问后得知，小武在幼儿园经常憋尿，说憋一会儿就没有想上厕所的感觉了。结合本章内容，请谈一谈憋尿对幼儿泌尿系统发育的不良影响。如果出现上述情况，幼儿教师应如何处理？

案例五：

班里的圆圆喜欢挖耳朵，跟老师说她回家后妈妈经常用挖耳朵的小勺给她掏耵聍。王老师在圆圆妈妈接送孩子时建议不要给幼儿挖耳朵，但是圆圆妈妈说："耳朵里那么脏，不挖把耳朵堵住了就听不到了。"结合本章内容，请谈一谈如果出现这种情况幼儿教师应如何处理。

案例六：

小勇的奶奶总是觉得小勇穿得薄、穿得少，害怕小勇冻感冒。她不仅冬天让小勇穿着厚厚的棉衣，已经5月份了，户外阳光很好、温度已经上升的时候，还是让小勇穿得厚厚的，小勇来幼儿园时热得满头汗。根据学前儿童皮肤的生长发育特点，请谈一谈如果出现这种情况，幼儿教师应如何与小勇的家长沟通。

 课后测评

1. 学前儿童的骨骼生长发育有什么特点？针对这些特点，幼儿园户外活动和体育锻炼如何开展？在活动开展的过程中应注意什么？

2. 根据学前儿童呼吸系统的生长发育特点，谈一谈幼儿园应如何注意幼儿的呼吸卫生。

3. 从学前儿童心脏生长发育的特点出发，谈一谈为什么学前儿童不宜参加长时间剧烈的活动。

4. 组织学前儿童参加适当的户外活动和体育锻炼对学前儿童生长发育有哪些好处？

5. 学前儿童乳牙的生理功能是什么？为什么学前儿童容易患龋齿？

6. 根据学前儿童消化系统的生长发育特点，谈一谈幼儿园如何安排一日三餐、在进餐过程中需要注意什么。

7. 内分泌激素对学前儿童生长发育的影响有哪些？

8. 根据学前儿童神经系统的特点，谈一谈幼儿教师如何设计和开展教育教学活动、开展活动的过程中应注意什么。

9. 谈一谈为保护学前儿童视力、听力不受损伤，在幼儿园一日生活中教师应该注意哪些方面。

10. 根据学前儿童皮肤的生长发育特点，请谈一谈在气候干燥的冬春季节幼儿教师应如何引导幼儿保护皮肤。

11. 根据学前儿童身体各系统的生长发育特点，结合实际，谈谈如何在幼儿园教育活动中开展相应的保健活动。

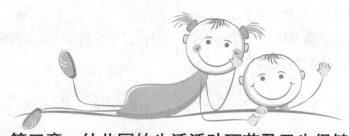

第三章　幼儿园的生活活动环节及卫生保健

【学习目标】

- 了解幼儿一日生活制度的含义、幼儿生活制度的意义和原则。
- 了解幼儿生活活动环节的内容，熟悉幼儿园生活作息制度表。
- 掌握一日生活各环节的卫生保健重点。

【任务导入】

- 学生分小组，利用课余时间，走入1～2家幼儿园学习，观察幼儿园的一日生活制度，了解保教人员在幼儿一日生活中的活动内容。
- 通过书籍、网络查找与幼儿一日生活制度相关的资料，如幼儿园一日生活制度、保育员一日工作、幼儿园常规等内容。
- 通过入园的观察及翻阅相关资料，认真记录在观察、翻阅资料中发现的现象，并在课堂进行讨论，教师给予点评。

第一节　幼儿一日生活制度与安排

一、制定幼儿一日生活制度的意义

幼儿从家庭自由的生活过渡到幼儿园集体生活，这对幼儿来说是他们步入社会的第一步。幼儿从熟悉、自由、宽松的家庭环境步入幼儿园陌生、有约束、有纪律的集体环境之中，幼儿的心理、生理都会发生一系列变化。如何让幼儿从家庭生活顺利过渡到幼儿园集体活动中来，需要保教人员有规律、有目的地改变幼儿一些不科学、不规律的生活习惯与卫生习惯。幼儿园一日生活是指幼儿在幼儿园一天中进行的所有的活动，它既包括幼儿的生活活动、教育活动，也包括幼儿的游戏活动及户外活动等。幼儿园一日生活制度是指根据学前儿童身心发展的特点，对幼儿在园的主要活动和生活，包括入园、进餐、盥洗、睡眠、游戏、户外活动、教育活动、离园等，在时间、顺序、次数以及间隔上进行的合理设计。

（一）制定合理的生活制度，有利于促进幼儿的生长发育

在学龄前期，影响幼儿生长发育的因素主要有以下几个方面：

（1）遗传因素。如父母身材的高矮、皮肤的颜色、毛发的多少等，对幼儿都有一定程度的影响。

（2）精神因素。得不到爱抚的幼儿，由于体内分泌的生长激素比较少，因此他们的平均身高可能会低于同龄幼儿。

（3）营养。营养对生长发育至关重要，学龄前期需要合理的饮食结构，否则不但会影响其身体的正常生长发育，而且会影响其日后的智力。

（4）睡眠。幼儿入睡后，脑垂体的前叶会分泌出一种生长激素。如果睡眠不足，生长激素的分泌就可能受到阻碍。

（5）锻炼。利用自然条件进行体格锻炼，对增强幼儿体质有很大作用。

（6）疾病。长期消化功能紊乱、反复呼吸道感染、内分泌系统疾病以及大脑发育不全等，对幼儿生长发育都有直接影响。

（7）环境和气候。人体学研究证明：秋季长重，春季长高。从地区来看，热带的幼儿发育较早，寒带的幼儿生长迅速。此外，清新的空气、没有噪声和污染的环境，均有利于幼儿体格和精神的发育。

幼儿园生活制度的制定会把精神、营养、睡眠、锻炼、疾病等诸多因素均考虑在内，从营养、睡眠、锻炼等多方面给予幼儿生长发育所需的必要条件，促进学前儿童生长发育。

（二）制定合理的生活制度，有利于幼儿养成良好的习惯

在学龄前期，幼儿的智能发育也日趋完善，有了较为强烈的求知欲望。这个时期的幼儿可塑性极强，开始有了自己的喜好、倾向以及初步的判断、分析、抑制能力，在成人的引导下可以形成一定程度的自觉性。但此期幼儿的控制能力较弱。

合理的生活制度可以帮助幼儿养成良好的生活、学习、卫生习惯，而每天的重复性执行也符合幼儿自我控制能力较弱的特性，从而帮助幼儿在学龄前期形成一生中良好的、有规律的生活、学习、卫生习惯。

（三）制定合理的生活制度，有利于保教人员更好地安排教育教学活动

幼儿园生活制度的制定，会遵循幼儿的生理和心理特点，动静结合。这样不仅能让幼儿获得安全感、归属感和秩序感，更有利于保证教育活动的顺利进行。

二、制定幼儿一日生活制度的注意事项

（一）遵循学前儿童的年龄特点

《3～6岁儿童学习与发展指南》中指出："要珍视游戏和生活的独特价值""要充分尊重和保护幼儿的好奇心和学习兴趣"。幼儿园一日生活制度会根据幼儿的年龄特点有目的、有计划地安排一日活动的内容，并按照年龄特点对学习时间的长短加以控制。

（二）采取动静结合的方式，不同类型的活动交替进行

在幼儿园的一日生活中，要充分考虑到幼儿的生理特点，幼儿的生理特点决定幼儿不能长时间地做一件事情，因此在制定一日生活制度时要采取动静结合的方式，对幼儿的活动进行合理的安排，不仅要给幼儿提供多样性的活动，更要在多样性的活动中注意幼儿活动步调的节奏，这样才可以避免幼儿神经细胞的单调活动与肌肉的过度疲劳。

（三）室内活动与室外活动的交替

在一日生活中要保证幼儿至少有两小时的户外活动时间，在天气条件允许的情况下，一定要让幼儿充分享受户外活动的乐趣。但近些年来，天气条件越来越多地影响了幼儿的户外活动时间，因此，需要我们为幼儿创造、利用室内活动空间来弥补室外活动时间的不足，帮助幼儿达到每日所需要的运动量，促进幼儿身体的健康成长。

（四）集体活动与个体活动的交替

对于幼儿来说，幼儿园的生活既是学习的过程也是游戏的过程。他们在游戏中玩耍，也在游戏中学习和生活。因此，在幼儿园的一日生活中，要保证幼儿有时间参与集体学习，但也必须保证幼儿有足够的自主选择参与活动区的活动时间。这样的生活制度安排更趋于科学，也能够真正地让幼儿体会在游戏中学习的乐趣，让幼儿园成为幼儿快乐成长的乐园。

（五）稳定性和灵活性相结合

在严格执行幼儿一日生活制度的同时，也可根据所在地区的季节特点对幼儿的一日生活制度进行适当的调整。例如：夏季气温高，人容易疲劳，因此午睡的时间可适当延长；而到了冬季，因为天气寒冷，可将户外活动的时间适当延迟。这些细微的调整也有利于促进幼儿的生长发育。

三、幼儿一日生活活动环节

（一）来园环节

来园环节包括幼儿入园前的准备活动、晨间接待工作（见图 3-1）、晨间锻炼等内容。

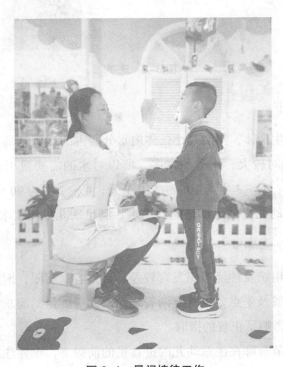

图 3-1 晨间接待工作

（二）进餐环节

幼儿在园阶段仍处于生长发育的关键时期，因此幼儿园要为幼儿提供科学合理的营养餐点，每周制定符合要求的营养食谱，保证幼儿健康成长的营养需求。教师在进餐过程中要注意培养幼儿良好的进餐习惯、卫生习惯。

（三）盥洗环节

一般来说，日托幼儿园的盥洗环节包括洗手（见图3-2）、洗脸、刷牙等，全托幼儿园的盥洗环节还包括洗头、洗脚、洗屁股、洗澡等。

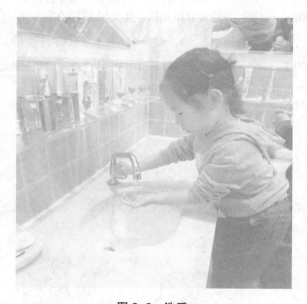

图 3-2　洗手

（四）饮水环节

人是一个水的生命体，年龄越小，体内水分所占的比例越高。而幼儿新陈代谢旺盛，体表面积相对较大，水分蒸发多，所以对水的需要量更多。幼儿每日每千克体重需要的水量：2～3岁为100～150毫升，4～7岁为90～110毫升。因此，每天教师要保证为幼儿提供足够量的饮用水，满足幼儿集体饮水及自主饮水所需。

（五）加餐及午点环节

幼儿胃的弹性组织及神经组织发育较差，且胃容量有限，因此，幼儿在园阶段需要为幼儿准备加餐及午点，以补充两餐之间幼儿对能量的需求，但是要注意量的控制，不能因此而影响了正餐的摄取。

加餐及午点环节教师在注意幼儿的进食量的前提下，也要注意对幼儿良好的饮食习惯与卫生习惯的培养。

（六）午睡及起床环节

幼儿仍处于生长发育阶段，因此在幼儿园期间要保证幼儿睡眠充足，以确保幼儿有充沛的精力、清醒的头脑。而睡前、起床环节也是培养幼儿良好自理能力的最佳时机。教师应耐心地教授幼儿穿衣、整理等技巧，让幼儿多动手、多练习，循序渐进地让幼儿养成良好的自理能力，在午睡期间注意培养幼儿良好的睡眠习惯。

（七）如厕环节

幼儿如厕是身体正常的生理需要，且幼儿的膀胱小，憋尿能力较弱，因此教师在教育教学及日常生活中要提醒幼儿及时如厕。

（八）离园环节

离园环节包括离园前准备、离园时送别、离园后整理等内容。

第二节　幼儿一日生活活动环节的卫生保健（之一）

一、来园环节幼儿卫生保健工作

（一）幼儿入园前的卫生保健工作

幼儿园是幼儿一天在园生活的场所，因此教师在幼儿来园前应做好教室开窗通风工作，并且根据天气状况调整室内的温度及采光等。教师要对幼儿所生活的环境进行消毒、清洁、整理，为幼儿准备好在园期间所用物品、餐具等，为幼儿一天在园生活提供良好的环境。教师必须按时到园（值日老师提前到园），做好相关准备工作。

1. 准备好充足的饮用水

（1）饮水桶：将前晚晾晒干的饮水桶外面用开水清洗；倒入少量的开水，轻轻摇晃饮水桶，将水从出水口（水龙头）倒出；清洗饮水桶盖；清洗完成后将温度适宜的饮用水倒入饮水桶中，加盖、加锁保存。

（2）饮水机：教师每日清晨开启饮水机，开机后等待饮水机工作，工作结束后教师先接一杯水，进行肉眼的观察无异常后，等幼儿来园后方可饮用。

2. 准备好清洁、已消毒的毛巾

将已经消毒的毛巾放置在幼儿可以自取的地方，待幼儿来园自取后挂在自己的毛巾格中。

3.准备好清洁、已消毒的杯子

从消毒间将已经消毒好的水杯摆放在水杯托盘中，拿杯子的时候注意手握杯柄，手不能接触杯的内壁，杯口朝下倒扣在水杯托盘中，杯柄朝外，方便幼儿拿取。

4.其他准备工作

（1）环境消毒。1）班级消毒工作：包括门把手、毛巾柜、衣物储存柜、水杯柜、饮水桶、水龙头、角色区家具、玩具柜、桌面、门框、窗台、窗棂、幼儿桌椅、便池等，所有幼儿来园后可以接触到的物品都应在幼儿入园前进行消毒并检查安全性。2）园所室内环境消毒工作：对楼道、楼梯、扶手、公共环境进行卫生消毒工作。3）园所室外环境消毒工作：对大型玩具、室外玩具进行卫生消毒工作（具体消毒方法详见第七章）。

（2）检查准备工作。

教师在幼儿来园前需要检查盥洗室的洗涤用品摆放是否到位，检查盥洗室的地面是否干燥、清洁，检查卫生间的用纸是否准备好。教师还需要检查幼儿一日活动的材料、活动器械等是否准备到位。

（二）晨间接待环节的卫生保健工作

1.保健医晨检工作

保健医把好幼儿入园的第一关，需要对幼儿执行严格的一问、二摸、三看、四查的晨检制度。

一问：问幼儿有无发热、咽痛、咳嗽、腹泻等症状；

二摸：摸幼儿的额头、手心、颈部是否发烫，幼儿的腮腺及淋巴结是否肿大；

三看：看幼儿的神态、精神、口腔、眼、皮肤等有无异常，看幼儿的穿戴是否得当；

四查：看幼儿身上、口袋中是否带有不安全的东西。

如果幼儿有带药的情况，保健医要认真询问幼儿的身体情况，请家长填写好幼儿服药单，药单上要写清药品名称、服用的剂量、服用的时间，还需要家长亲自确认签字。对于身体出现症状的幼儿要及时与家长进行沟通，请家长将幼儿接回家、居家观察、调理。

2.教师晨间接待环节的工作

（1）亲切、耐心地接待幼儿入园。每日清晨幼儿在入园时是幼儿从家庭到幼儿园转换的环节，在这个过程中老师要耐心进行晨间接待，让家长放心地将幼儿交给老师，做好家长的安抚工作，使家长安心地工作，解除家长的后顾之忧，让幼儿开心入园、愉快地开启一天的在园生活。

（2）听取家长意见和要求，做好个别幼儿的衣物、用品、药品的交接工作。

（3）细心观察每一位幼儿在入园时的身体状况及精神面貌，对身体状况欠佳的幼儿要多询问家长幼儿居家的情况，以便在幼儿园做好观察工作。

（4）耐心接待来园时情绪不稳、哭闹不安的幼儿，及时给予幼儿安慰和爱抚。

（5）查看幼儿出勤情况，并做好记录。及时与未到园幼儿的家长取得联系，了解原因。

（6）组织幼儿开展观察、劳动、值日、自选活动等。

（7）幼儿在园穿衣的要求：1）春秋季节昼夜的温差较大，可以叮嘱家长为幼儿外穿长衣长裤、内穿短衣，在教室或户外活动时教师注意及时为幼儿更换适合的衣物，体质弱的幼儿要区别对待。教师可以触摸幼儿的背脊确定是否需要为幼儿增减衣物，如幼儿的背脊近脖子处是凉的，就说明冷了，需要为幼儿增加衣物；如果此处是潮热或冰凉有汗的，就说明热了，需要为幼儿减少衣物；如果此处干爽温暖，说明此时衣物正合适。有时幼儿躯干的温度与四肢的温度相差很多，这可能与幼儿的四肢暴露在外或是幼儿刚刚接触过冷水有关，教师要注意观察幼儿的精神状态，及时发现幼儿的异常变化。2）在冬季或是室内外、早晚温差较大时，教师还应及时提醒家长给幼儿穿便于穿脱的衣物，如马夹、开衫等，这样在幼儿出汗时方便脱下，而温度降低时方便及时添加。

3. 幼儿入园时的卫生保健要求

（1）按幼儿园的要求带齐所需的生活用品、衣物、学习用品等，不将任何食物、玩具及危险物品带入幼儿园。

（2）穿着轻便、适合运动的衣物来园，着装要求整洁，手（指甲）、脸、脖子、头发等要干净，养成每周剪指甲的良好习惯。

1）幼儿穿着的衣物应以宽松、易穿脱的棉织类为主，最好不穿紧身或立裆短的衣物、牛仔裤，这类衣物不利于幼儿运动。

2）男孩注意尽量不穿带有前拉链的裤子，以免穿脱过程中损伤其外生殖器；女孩来园时尽量不穿高跟鞋，以免运动过程中扭伤脚踝。

3）幼儿来园时，家长应根据季节、天气的变化及时为幼儿增减衣物，以适应天气的变化；幼儿衣物要有名字或标记，避免造成衣物的混淆。

（3）幼儿来园的途中不捡拾不干净的物品，不把脏物放入口中，并知道饭后漱口。

（4）幼儿按时、愉快地在家长的带领下来园，并有礼貌地向教师、同伴问好，与家长道别。

（5）幼儿主动配合晨检工作，做到讲卫生、爱整洁，主动告知保健医或教师自身的不适情况。

（6）幼儿主动、开心地参加晨间活动。

（三）晨间锻炼时的卫生保健工作

幼儿的晨间锻炼活动应以安静的活动为宜，不组织剧烈的运动。教师需要做好活动前的器械、材料准备工作，做好户外活动场地的布置、安排，及时清理场地，合理安排幼儿的间距，保证每个幼儿的活动空间，既不互相打扰又不过分松散。

教师在晨间锻炼环节还应注意对个别幼儿的教育。有些幼儿来园时出现情绪变化、身体不适等情况，教师要根据情况进行个别的沟通与交流。锻炼结束后，教师要对幼儿的表现给予评价，并提出下一项活动的要求，热情、友好、亲切、耐心地带领幼儿进行一天的活动。

二、进餐环节幼儿卫生保健工作

幼儿园应参照《中国居民膳食指南》为幼儿提供以谷物、蔬菜、水果、肉、蛋、奶等多样化的食物为原材料，营养搭配均衡的膳食；每周制定一份营养食谱，烹调的方法应科学，少盐、少油、少煎炸、少烧烤，尽量避免腌制的食物的摄入，为幼儿正常、健康的生长发育提供优质的饮食；在制定幼儿一日生活制度时要合理安排进餐的时间，帮助幼儿养成定时、定点、定量的进餐习惯。

（一）餐前准备环节

1. 教师餐前准备

（1）进餐前组织幼儿收拾、整理活动所用物品，教师将餐桌摆放到指定位置，幼儿将椅子摆放到指定位置，布置好进餐的环境。

（2）餐前半小时组织幼儿做一些安静的游戏活动，不能剧烈运动，防止因过度兴奋而影响幼儿的食欲。

（3）进餐前教师尽量不要处理幼儿的问题，以免影响幼儿进餐的情绪；进餐前或者进餐中幼儿如果出现哭闹则让幼儿暂停进餐，以免幼儿将食物误吸入气管。

（4）进餐前15分钟由专人对餐桌进行消毒，并按要求整理桌椅，以方便幼儿洗手后进餐。

（5）进餐前教师组织幼儿有序地分组进行规范的洗手，让体弱、吃饭慢的幼儿先如厕、洗手，幼儿洗手后直接进餐，做到随洗手随吃饭，减少幼儿吃饭的等待时间。进餐的时间要固定。

（6）教师在分发饭菜、餐具前要穿戴好围裙、口罩（见图 3-3），用流动水和肥皂（或洗手液）清洁双手并保持清洁，将餐点、餐具摆放在消毒过的餐桌或餐车上（不得直接摆放于地面上），给幼儿所盛的餐点要温度适宜，避免烫伤幼儿。

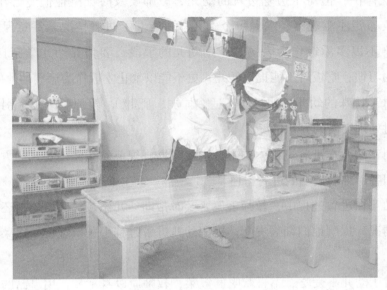

图 3-3　餐前准备

（7）进餐前，教师应通过对食物的讲解，帮助幼儿了解食物的营养价值，引导幼儿养成不偏食、不挑食、少吃或不吃不利于身体健康的食品的良好习惯。

（8）中大班教师可培养、指导值日生洗手后摆放餐具、桌面上的使用物品等，帮助幼儿养成服务他人与自我服务的意识。

2. 幼儿餐前准备

（1）将椅子摆放在指定的位置。

（2）中大班的幼儿协助教师完成餐桌用品的摆放工作，也可指导、监督其他幼儿完成洗手环节。

（二）餐中管理

1. 进餐过程中对教师的要求

（1）教师为幼儿营造愉快、安静的进餐环境，播放轻柔的进餐音乐；介绍当餐的食品名称、食材等，激发幼儿的食欲；在幼儿哭闹、咳嗽的情况下，不能强迫幼儿进食。

（2）教师在分餐时，饭菜要分开盛；有刺、有骨头的菜要与其他的菜分开盛放，避免在进餐过程中发生意外。

（3）整个开饭过程中所有教师都要参与，分工站位，不能闲聊，以便全面照顾幼儿进餐。

（4）组织幼儿按时进餐，每餐的进食时间为 20 ～ 30 分钟，不能催促幼儿快吃或比谁吃得快，但对于边吃边玩的幼儿，教师要及时提醒他们专心用餐。

（5）教师要注意观察、掌握每个幼儿的进食量、进餐情况，注意保护幼儿进餐的情绪，不以多添饭作为表扬、鼓励幼儿的手段，要培养幼儿学会自己独立、认真进餐的习惯；吃饭时不能批评幼儿，更不能以禁止吃饭作为惩罚幼儿的方法。

（6）对于特殊的幼儿（如身体不适、体弱、肥胖），教师要给予个别的照顾与指导，及时处理突发的异常情况。

（7）纠正幼儿在进餐过程中的不良进餐习惯，规范幼儿使用餐具的方法；培养幼儿专心用餐、细嚼慢咽的进餐习惯。

（8）幼儿在进餐过程中，教师不但要及时帮助幼儿添饭、菜、汤，还要观察幼儿的进餐情况，提醒他们细嚼慢咽；提醒幼儿进餐过程中一口饭、一口菜，不拌饭给幼儿吃。

（9）对于幼儿不爱吃、不喜欢吃的饭菜，教师应以身示教，用自己的喜爱的态度鼓励幼儿，让幼儿了解食材的营养价值。

（10）在幼儿进餐过程中，教师不要处理幼儿行为上的问题，不得处理与进餐无关的事情，不做扫地、铺床等工作。

2. 进餐过程中对幼儿的要求

（1）幼儿愉快、安静地进餐，进餐过程中不大声讲话，不随便说笑、打闹，不乱下座位，在自己的座位上安静、独立地进餐。

（2）能够正确使用餐具，幼儿应自 1.5 岁开始自己用勺，2 岁学会独立吃饭，2.5 岁将饭菜分开食用，4 岁开始学会使用筷子就餐。使用餐具的方法是一手拿勺子（中大班使用筷子）、一手扶住碗，喝汤时两手端着碗。

（3）逐步养成进餐时的文明行为习惯。1）身体坐正，保持良好情绪，细嚼慢咽，不慌不忙，不咂嘴。2）不挑食，不用手抓食物，不剩饭菜，不弄脏桌面、地面和衣服，不东张西望。骨头、残渣放在指定的地方，不要将自己不吃的饭菜放在别人碗里；在吃完自己的一份饭菜后，需要时可以举手添加饭菜；菜与主食、汤、粥应搭配着吃，但不可用汤泡饭。3）吃完最后一口饭再站起来，轻放椅子，离开饭桌，将餐具放到指定位置。

（三）餐后管理的卫生保健工作

1. 餐后环节对教师的要求

（1）准备好餐后收放碗、筷、勺、盘的容器，便于幼儿收放碗、筷、勺、盘。提醒幼儿将碗、盘内的残羹集中倒入残汤桶内，碗、筷、勺、盘分类收于指定位置，便于厨房清洗。组织、指导幼儿把椅子摆放到指定的位置。

（2）指导幼儿正确使用餐巾擦嘴，擦完嘴的纸团成小球放到食物残渣盘内或垃圾桶内。正确擦嘴的方法：双手拿餐巾，从嘴角两边向中间擦；然后将餐巾对折，再擦一次；最后将纸巾团成球状。

（3）组织幼儿用温开水漱口。

正确漱口的方法：从饮水桶或饮水机接适量的温水，站到水池边弯腰低头漱口，自己听到水在口内发出的咕噜咕噜的声音后将水吐在水池里，如此反复共三次。3岁以上幼儿刷牙或漱口，3岁以下幼儿喝几口水，以防龋齿。

（4）吃鱼、排骨等油多的食物后要洗手。

（5）进餐结束后组织幼儿进行安静的活动，如散步10～15分钟，但散步时不宜做剧烈活动。

（6）严禁餐后立即组织幼儿午睡。

2. 餐后环节对幼儿的要求

（1）养成良好的卫生习惯。进餐结束后，能够保持桌面、地面和衣服清洁，将桌面上与地面上的食物残渣放入残渣盘中。

（2）进餐结束后能够自觉地进行餐后清洁工作，养成饭后擦嘴、漱口、洗手等良好的卫生行为习惯。

三、盥洗环节幼儿卫生保健工作

通常情况下，幼儿园的盥洗环节包括日托园所的洗手、洗脸、刷牙等，而全托园所还包括洗头、洗脚、洗屁股、洗澡等。

为了避免在集中洗手环节发生意外伤害事故，盥洗室必须有教师在岗维持秩序，并指导幼儿按照要求进行洗手。幼儿园需要配备足够的符合幼儿年龄特点的盥洗设施，保证有流动水。

（一）洗手环节对教师的要求

（1）要让幼儿懂得病从口入的道理，培养幼儿养成讲卫生、爱洗手的良好卫生习惯。

（2）教师要组织幼儿在吃东西前、便前、便后、使用美工用品后、户外活动后有序地洗手，传染病流行期间需要增加幼儿洗手的次数，培养幼儿养成手脏了自己主动洗手的良好卫生习惯。

（3）帮助幼儿掌握正确的洗手方法（七步洗手法），教师可将正确的盥洗方法、爱清洁和节约用水等图示呈现在盥洗处，提醒幼儿遵守。

七步洗手法

第一步：掌心相对，手指并拢，相互搓擦；

第二步：手心对手背沿指缝相互搓擦，并交换进行；

第三步：掌心相对，沿指缝相互搓擦；

第四步：双手指相扣，互搓；

第五步：一手握另一手大拇指旋转搓擦，并交换进行；

第六步：将五个手指尖并拢在另一手掌心旋转搓擦，并交换进行；

第七步：螺旋式搓擦手腕，并交换进行。

（4）教师要在盥洗室内督促幼儿按步骤进行有序、有效的洗手，协助幼儿完成卷袖、拉袖等动作，并时刻提醒幼儿养成节约用水、不玩水的习惯，避免发生盥洗室的意外伤害事故。

洗手的步骤

第一步：幼儿在洗手前先将袖子卷起（托小班的幼儿可以请教师协助，中大班的幼儿自己卷起袖子，如果袖子不好卷可以请教师或值日生帮助）。

第二步：轻轻打开水龙头，用小水流将双手洗湿，关闭水龙头，在手上打香皂或是在手心里挤上洗手液，按七步洗手法仔细清洁双手的每个部位，再用香皂水清洁水龙头手柄，再打开水龙头，仔细清洁双手直至双手及手腕部没有香皂水为止，然后用小手捧几捧流动水，反复将水龙头清洗干净，再关掉水龙头。

第三步：清洁完双手后，先双手合十在洗手池内轻轻地甩几下，将手上多余的水滴甩出，防止水滴落在地面上，避免因地面湿滑而引起的意外事故的发生。

第四步：幼儿自己将毛巾从毛巾架上取下擦干双手，注意手指缝、小手腕都要擦干净，双手擦干后自己将毛巾挂回到毛巾架上。

第五步：幼儿自己或教师（或值日生）帮助幼儿拉下袖子。

（5）教师必须等待最后一名幼儿盥洗完离开盥洗室后才可离开。幼儿离开盥洗室后教师应对盥洗室进行清洁、整理工作，物品归位摆放，保持地面干燥。

（6）对于身体不适的幼儿，教师应给予更多的关注、帮助与照顾。

（7）如果幼儿洗手时使用的是香皂，那么香皂应保持干燥。潮湿的香皂极易滋生细菌，不仅达不到消毒的目的，反而会污染双手。

（8）中大班的教师可以指导值日生检查幼儿的盥洗结果。

（二）洗脸环节对教师的要求

（1）指导幼儿从毛巾架上取下自己的毛巾，用流动水将毛巾浸湿。

（2）教会幼儿按正确的洗脸顺序进行脸部的清洁工作。正确洗脸的顺序：眼睛—额头—脸颊—鼻子—下巴—耳后—脖子，反复清洁 2～3 次。

（3）幼儿洗脸后将毛巾放到指定的位置，等待教师进行毛巾的清洁、消毒工作。

（4）在天气干燥、寒冷的季节，教师应提醒幼儿洗脸后要将脸部擦干，再涂抹适量的护肤品来保护幼儿幼嫩的皮肤。

洗脸儿歌

双手拿起小毛巾，

平平整整放手心，

洗洗眼、洗洗鼻、洗洗嘴、洗洗耳朵，

最后擦擦小脖子，

小脸洗得真干净。

（三）刷牙环节对教师的要求

（1）从小班开始培养幼儿养成早、晚刷牙的好习惯。

（2）可使用造型可爱的儿童牙刷以及色彩鲜艳、味道香浓的儿童牙膏来激发幼儿刷牙的兴趣。

（3）教会幼儿正确的刷牙方法。正确的刷牙方法——竖刷法：使牙刷毛束与牙面成 45° 角，转动刷头，上牙从上往下刷，下牙从下往上刷，上下牙列面来回刷。幼儿因年龄小也可采用画圈的刷牙方法。1）刷牙顺序是先刷外面，再刷咬合面，最后刷里面。2）先左后右，先上后下，先外后里，按顺序里里外外刷干净。3）每个部位要重复刷 8～10 次，全口牙刷干净需 3 分钟。

刷牙儿歌

小牙刷，手中拿，张开我的小嘴巴。

上面牙齿往下刷，下面牙齿往上刷，

左刷刷、右刷刷，里里外外都刷刷。

早晨刷、晚上刷，刷得干净没蛀牙。

刷完牙齿笑哈哈，露出牙齿白花花。

（4）叮嘱幼儿每次刷牙后将牙刷洗干净，轻轻甩干刷毛上的水分，刷毛朝上放入漱口杯中。

（四）盥洗环节对幼儿的整体要求

（1）幼儿能够在吃东西前、便前、便后以及手脏的时候主动洗手，并随时保持手部的清洁。

（2）在清洁脸部、手部等的时候要用流动水和香皂（洗手液等）。

（3）养成饭后漱口、早晚刷牙、定时修剪指甲的习惯。

第三节　幼儿一日生活活动环节的卫生保健（之二）

一、饮水环节幼儿卫生保健工作

（一）饮水环节对教师的要求

（1）教师可以通过引导幼儿观察植物缺水的后果，让幼儿了解水对身体成长的重要作用；培养幼儿养成平时喝白开水的习惯，教导幼儿不喝或者少喝带有甜味的饮料，避免饮用碳酸饮料。

（2）幼儿使用的饮水杯要保持清洁。每日清晨幼儿入园前，教师将水杯从消毒柜中取出放在统一的水杯取用处，每个幼儿来园后取水杯放在自己相应的水杯架上，防止尘土落入。

（3）教师要用饮水器（或保温桶）准备好温度适宜（水温以滴落在成人手背上不烫手为宜）、水量足够的开水；饮水器（或保温桶）放置的位置，以保证幼儿能自己取水为标准。

（4）教师要教会幼儿正确使用水杯和接水的方法。正确拿水杯的方法是一只手抓住水杯的手柄，另一只手托住水杯的底部。正确接水的方法是水杯杯口对准水龙头，专心接水；接水时要有序排队，做到不拥挤、不推拉。

（5）教师指导幼儿安全有序地取水，培养中大班幼儿自己排队接水，接水时注意接水的量，不宜过多，避免洒出造成意外伤害的发生。小班的幼儿如果能力达不到，可由教师帮助接水。

（6）培养幼儿站定或坐定再喝水的习惯，不能边走边喝，以免发生危险。

（7）上、下午至少组织一次集体饮水，允许幼儿随时喝水；提醒幼儿不要等口渴了再喝水，也不能喝水过量，避免增加心脏的负担。

（8）教师要注意观察每个幼儿的饮水量，保证幼儿日饮水量达 400～600 毫升，对于带药的幼儿饮水量可适量增加。

（二）饮水环节对幼儿的要求

（1）幼儿应定时饮水，并且可以做到主动饮水。

（2）养成正确取水的习惯，不浪费水，不喝生水，喝水时不说笑，不边走边喝水。

（3）剧烈运动后不要立即饮水，休息片刻后再喝水，饭前、饭后半小时内少饮水。

（4）个人使用自己的专用水杯，水杯用完后放回到固定的位置，杯口朝上放置。

（5）学会正确使用水杯和正确接水的方法。

二、加餐及间点环节幼儿卫生保健工作

（一）加餐环节对教师的要求

（1）教师要事先准备加餐的餐桌，并按进餐环节消毒的要求对餐桌的桌面进行消毒。

（2）教师清洁双手后再取加餐，注意要等加餐温度适宜后进班，以免烫伤幼儿。

（3）教师组织幼儿分组、有序地进行如厕、洗手等环节。

（4）幼儿加餐结束后，教师应及时将流质食物饮用杯送到厨房进行清洁、消毒。

（5）加餐餐后整理环节与正餐餐后整理环节相同。

（二）加餐环节对幼儿的要求

（1）幼儿应分组、有序、规范地进行加餐前准备工作。

（2）加餐的流质食物应单独取用一套水杯，幼儿自取水杯后回到自己的座位上。托班的幼儿耐心等待教师帮助倒流质食物，小中大班的幼儿在能力达到的情况下可自主取用流质食物。

（3）幼儿喝完流质食物后，再喝一些饮用水或者直接漱口，以清洁口腔，防止龋齿的发生。

三、午睡及起床环节幼儿卫生保健工作

睡眠对于学前儿童而言是非常重要的保健内容。因此应保证幼儿充足的睡眠时间，不能任意减少或增加幼儿的睡眠时间，这样才能满足幼儿正常生长发育的需要，并保证幼儿能够头脑清醒、精力充沛地完成一天的在园活动。午睡的时间，冬季为两小时，夏季可适当延长半小时。

（一）睡前准备环节

1. 睡前准备环节对教师的要求

（1）教师在幼儿入睡前，必须做好寝室环境的准备工作，要做到寝室空气清新、温度适宜、光线柔和。要根据季节掌握寝室通风时间、次数，并保持寝室适宜的温度（必要时可用空调进行温度调节）和湿度（可以用加湿器调节），为幼儿创造良好的睡眠环境。寝室内的温度以 16℃～ 18℃为宜，拉好窗帘遮挡过强的光线，为幼儿营造优质的睡眠环境。

（2）幼儿在睡前不宜吃得过饱，避免增加心脏的负担。

（3）睡前组织幼儿如厕，避免影响睡眠质量或导致尿床，也避免精神或其他刺激。

（4）培养幼儿的规则意识，要求幼儿安静进入寝室后轻声说话，在幼儿睡前要检查幼儿口中有无含留食物，禁止将玩具、发绳、发夹等带上睡眠床。

（5）教师指导或帮助幼儿有序地穿脱、折叠衣物（托小班幼儿需要教师帮助脱衣物、放被子，中大班的幼儿在教师指导下自己脱衣服、放被子）。

（6）幼儿在午睡时必须脱掉外衣裤，夏季穿内衣、内裤（或睡衣）入睡，春、秋、冬季气温低时可以穿棉毛衣裤入睡。注意培养幼儿良好的脱、穿衣服的习惯，幼儿在脱、穿衣服及入睡中要避免冷风直吹。幼儿脱衣物的顺序是：外衣—鞋子—外裤—袜子。脱后的衣物整齐摆放在自己的小椅子上或者床边。

（7）教师安排幼儿睡眠时，要语气轻柔、态度和蔼，保证周围环境安静，使幼儿情绪稳定，让幼儿安静、愉快入睡。

（8）幼儿在睡觉时要头尾相对而眠，避免面对面的呼吸。

（9）幼儿睡眠床上所用物品应大小适宜，所盖的被褥应根据季节的变换调换其厚薄。

（10）培养幼儿良好的睡眠习惯。1）按时入睡，按时起床。2）睡眠姿势正确，双腿弯曲，向右侧卧睡。3）睡眠过程中用鼻子呼吸，盖好被子，不将肩、腿、脚等露在被子外面，不蒙头睡觉、趴睡、吮指、吃奶嘴等。

2. 睡前准备环节对幼儿的要求

（1）幼儿自己整理床铺、被褥，逐步学会按顺序脱穿衣服、鞋袜，衣服脱下后叠放在固定的地方。

（2）能够分清衣裤前后，会拉拉链、扣纽扣、折叠衣物、穿脱鞋子，能够分清左右脚。

（二）睡眠环节

1. 睡眠环节对教师的要求

（1）幼儿在睡眠过程中，教师要不断巡视、观察，帮助幼儿盖好被褥。教师要注意幼儿睡眠中的问题，纠正幼儿不良睡姿，帮助幼儿盖好被子、调整枕头的高低等，照顾入睡困难、有特殊需要的幼儿。

（2）幼儿在睡眠过程中，教师不得睡、靠或坐在儿童床上，更不能使用幼儿的寝具。

（3）如果发现幼儿有睡眠问题，如吮指、咬被子、尿床、玩弄生殖器等问题，不要大声呵斥，要分析原因，耐心地帮助幼儿进行纠正，及时与家长沟通。

（4）让幼儿形成按时睡、睡得熟、按时醒的好习惯。

（5）看睡教师利用幼儿睡眠时间，检查幼儿鞋子是否放好，做好交接班记录；不能以任何借口离开寝室或做私活、看书、睡觉等。

2. 睡眠环节对幼儿的要求

（1）按时入睡，按时起床。睡眠姿势正确，双腿弯曲，向右侧卧或仰卧。

（2）养成良好的睡眠习惯，安静入眠，不蒙头入睡，不吮指、不咬被角等。

（3）要保证足够的睡眠时间（夏天 2 小时，其余季节不少于 1.5 小时）。

（三）起床环节

1. 起床环节对教师的要求

（1）教师在幼儿起床后协助保健医做好幼儿的午检工作，主要检查幼儿口腔有无异常情况、皮肤黏膜有无异常情况，如发现异常情况及时与保健医联系并进行妥善处理。

（2）教师要培养幼儿不赖床的好习惯，午睡醒来后即刻起床、穿衣。

（3）幼儿起床后，教师应注意培养幼儿良好的穿衣习惯，天冷时先穿上衣，再穿外裤，最后穿鞋袜。教师要及时检查、整理幼儿穿好的衣物和鞋袜，防止幼儿间穿错或漏穿情况的发生。教师要帮助小班幼儿穿好衣服，指导中大班幼儿自己穿衣服。

（4）教师要教会幼儿穿衣服的方法，教会幼儿如何分清裤子的前后、衣物的正反面以及鞋子的左右脚等。

（5）教师可以通过多种形式，比如比赛、树立榜样、创编儿歌等，来激发幼儿对穿衣服的兴趣，提高幼儿起床的速度。

（6）整理床铺。1）待全体幼儿均穿好衣物后，教师要对室内进行开窗通风换气，把幼儿的被子翻到反面透气。2）教师要把被子叠平整，叠好后统一放在床的一边，枕头摆在被子上，然后抚平床单。3）教师在整理寝具的同时还要检查床上、被子里、褥子下面是否有异物，检查被褥、枕巾、枕头是否有开线或被咬的破迹，以便及时进行更换。4）待全体幼儿出寝室后，教师要对寝室进行清洁、打扫。

2. 起床环节对幼儿的要求

（1）幼儿起床后应立即更换衣物，中大班的幼儿换好衣物后可自己整理床铺。

（2）幼儿更换衣物的顺序与脱衣物的顺序相反。

四、如厕环节幼儿卫生保健工作

幼儿进入幼儿园时，教师要教会幼儿认识小马桶。幼儿园应配备符合幼儿特点的厕具（最好配备有小便池、坐便器等）。教师要提醒幼儿如厕，而不应限制幼儿如厕的次数。

（一）如厕环节对教师的要求

（1）在幼儿如厕之前，教师要做好卫生间的清洁、消毒、除味、通风等工作，为幼儿准备好卫生纸并放置于固定的位置，方便幼儿取用。

（2）教师要教会幼儿如何使用便器，让幼儿轻松、愉快地使用便器。当幼儿上完厕所后，教师要一步一步地教会幼儿正确使用卫生纸擦屁股的方法（由前向后擦拭屁股，避免造成尿道感染），使用过的卫生纸要丢进垃圾桶。

（3）教师应逐渐培养幼儿定时排便的习惯，在组织活动前、活动后以及在活动间歇，提醒幼儿及时如厕、不憋尿；不限制幼儿如厕的次数，提醒易遗尿的幼儿及时如厕。

（4）培养幼儿便后洗手的习惯，无论幼儿是大便还是小便，在便后均应使用流动水及香皂对双手进行清洁，养成良好的卫生习惯。

（5）教师也要注意观察幼儿大小便的情况，如果在一日生活中发现异常，及时与家长联系并做好记录。

（6）对于不能独立如厕的幼儿，教师一定要先清洁双手后才能协助幼儿如厕，要帮助他们脱裤子、提裤子，还要教会他们自己叠卫生纸，教会他们从前往后擦屁股，必要时要帮助他们擦屁股。

（7）幼儿在集中如厕时，卫生间内必须有教师在岗疏导维持秩序，培养幼儿养成有序上厕所、不拥挤、不玩耍的良好习惯。在如厕过程中还要注意男女生分组如厕，帮助幼儿形成性别意识。

（8）对于便溺、尿裤子的幼儿，教师要耐心地帮他们及时清洁屁股，更换、清洗衣物。

（二）如厕环节对幼儿的要求

（1）逐步学会大小便自理，大小便有异常情况时能主动告诉教师。

（2）在解便时不弄湿自己的衣裤。

（3）学会用卫生纸自前向后擦屁股，用香皂（洗手液）、流动水清洁双手，自己整理服装。

五、离园环节幼儿卫生保健工作

（一）离园环节对教师的要求

（1）幼儿离园前，教师做好幼儿情绪的稳定工作，积极组织开展安静的自由活动。

（2）教师检查幼儿服装穿戴是否整齐，帮助、提醒幼儿收拾需带回家的物品。

（3）严格确认接幼儿的家长，有重点地与个别家长沟通，做好生病、情绪异常等特殊幼儿的交接。

（4）提醒幼儿有礼貌地向教师和小朋友道别，向家长问好。

（5）离园时间，要防止幼儿走失或被陌生人带走。

（6）幼儿离园后，要做好活动室的清洁卫生、消毒工作及次日各项活动的准备工作，关好水电开关、门窗等。

（二）离园环节对幼儿的要求

（1）主动使用礼貌用语向老师、同伴道别，向家长问好。

（2）将带回家的物品交给家长。

（3）不跟陌生人走，不要陌生人的食品、玩具等。

（4）愉快、主动地与家长交流当日在园生活及活动情况。

学生实训

实训地点：教室、实训室。

实训内容：

1.学生两人一组，分成若干组，分别扮演教师与幼儿，模拟幼儿的进餐环节。在此过程中，进一步归纳、总结幼儿的坐姿、使用餐具的方法、用餐常规等内容。

2.学生以小组为单位，总结幼儿在日常生活中常会出现的不良习惯，并提出相应的解决方法。

 课后测评

1.什么环节的工作会关系到幼儿、家长和教师一天的心情以及园所的形象？为什么？

2.幼儿在什么情况下需要清洁双手？

3.简述幼儿在如厕环节教师需要做哪些准备工作。

4.简述幼儿在睡前环节、午睡环节教师都需要做哪些工作。

5.简述幼儿在进餐环节教师需要注意纠正幼儿哪些不良行为。

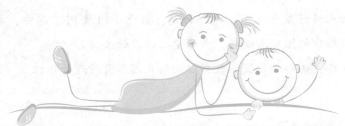

第四章　幼儿营养教育与幼儿园膳食管理

【学习目标】

- 学习幼儿营养教育的重要性、基本内容、途径以及方法。
- 学习幼儿膳食配置原则、营养分析、科学食谱的制定，并学会制订膳食计划。
- 学习在进餐前、中、后三个环节如何培养幼儿良好进餐习惯。
- 了解幼儿园膳食管理的制度、工作人员职责、工作程序以及管理流程。
- 了解幼儿园食品卫生管理要求与规范。

【任务导入】

- 让学生以小组的形式，利用课余时间或者实习时间，走进本地幼儿园，通过对在园幼儿进餐环节以及健康教育活动的观摩，了解学前儿童的营养教育现状以及幼儿教师是如何做好饮食习惯培养的相关保健工作的。
- 教师提前联系好幼儿园，组织学生以集中观摩的形式走进幼儿园的食堂与保健室。参观食堂的卫生环境以及食谱的展示柜，并联系幼儿园保健医为学生讲解如何对全园幼儿进行营养分析及如何编制科学食谱。
- 通过书籍或者网络查找幼儿营养教育的相关资料，如幼儿营养教育基本内容、教师常用的教育方法与途径等。
- 以"幼儿良好饮食习惯培养"为题，每个小组做 PPT 课件，要求配上相应的观摩中的图片和视频，在课堂上选派代表进行讲解。
- 教师点评，讲解幼儿营养教育以及幼儿园膳食管理的知识。

第一节　幼儿的营养教育

一、幼儿营养教育的重要性

营养是指人体摄取、消化、吸收、利用的食物中的营养物质，其可以满足机体生理需要。人的生长、发育以及获得从事任何活动的能量都离不开营养的参与。

幼儿正处在生长发育旺盛时期，其所需营养成分和标准比成人高，但是他们对食物的喜好、选择和饮食习惯等都受到不同文化、家庭环境、社会等多方面因素的影响。幼儿营养教育是以改善幼儿的饮食行为和态度、获取有关知识、提供有益的学习经验、保护和增进健康为目标的教育。营养教育活动，不仅能够丰富幼儿的生活经验，还能够促进幼儿的全面发展。

（一）促进幼儿认知的发展

在营养教育的活动中，幼儿能够接触到事物中存在的有关数、量、形、类别、次序、空间、时间等知识。例如：在"制作南瓜饼"活动中，让幼儿学习蒸南瓜，将蒸熟的南瓜捣碎、揉面、切面，对南瓜饼进行二等分、四等分等。这些与食物直接接触的活动，不仅能够让幼儿对不同食物的营养价值有所了解，也能够帮助幼儿认识食物的形状、颜色，感知食物的不同特性、不同形态以及不同的食用与烹调方法。

（二）促进幼儿感官的发展

食物的属性一般都需要通过视觉、触觉、味觉和嗅觉等途径进行了解。在实施营养教育活动的过程中，幼儿通过闻一闻、尝一尝来辨别食物的味道，通过摸一摸来感知食物的质地，通过看一看来了解食物的外表、形态及其变化。例如：在"多种多样的调料"活动中，通过让幼儿闻闻、尝尝认识各种调料，在一定程度上就促进了其嗅觉和味觉的分辨能力的发展。

（三）促进幼儿语言的发展

幼儿期口语发展十分迅速，幼儿语言的学习与发展和他们生活的环境息息相关。食物是幼儿生活中最熟悉、接触最多的东西之一，很容易激发他们交流和表达的愿望。在营养教育活动中，幼儿除了认识食物的名称，还能学习餐具的名称和一些量词，例如"炒一盘西红柿""蒸一碗米饭""做一碗面条""拌一盘黄瓜""切一个土豆"等。在活动中，幼儿能够运用语言将自己的生活经验与同伴、教师进行分享，相互沟通，一起交流关于食物的知识。这时幼儿的语言学习不再是被动的、枯燥的，而成为幼儿自发的一种内在需求。营养教育活动能够为幼儿创设一个爱说、想说、愿意说的情境，能够为幼儿的语言运用提供机会。

二、幼儿营养教育的基本内容

（一）营养知识

营养是幼儿健康成长的物质基础。适宜的营养教育对培养幼儿良好的饮食习惯有重要作用。幼儿的饮食行为除了受家庭的影响之外，还受其对食物的认知和情感的影响。尤其对小班幼儿来说，其行为更易受环境和情绪的影响，他们对食物的喜爱程度会直接影响其饮食行为。因此，营养教育对幼儿的健康发展起着很重要的作用。针对 3 ～ 6 岁幼儿，可以开展的营养教育的内容主要分为以下几点：

1. 了解食物和营养素的知识

教师在开展营养知识教育的过程中，可以引导幼儿认识生活中常见的蔬菜、水果、动物性食物、豆制品以及常见的谷类食物（如米饭、馒头、玉米等），引导幼儿逐渐认识并熟悉食物的类别、食物金字塔，让他们体验各类食物在颜色、形状、味道和质感等方面的区别，使他们了解各类常见食物中所蕴含的营养素在身体中所起的不同的作用，使他们知道没有任何一种食物可以提供人体所需的全部营养素、人体每天需食用多种不同的食物。

2. 了解平衡膳食的基本知识

教师在日常生活中要给幼儿普及平衡膳食的知识，让幼儿懂得人体需要多种多样的食物、了解多种多样的食物对健康的重要性、初步了解不同的食物所含的营养成分不同、懂得饮食要粗细搭配。

3. 了解膳食的清洁卫生知识

在营养知识教育中，教师要让幼儿了解变质的食物是不能吃的、懂得食物在食用前要清洗加工；区分熟食和生食，了解哪些食物能生吃、哪些食物不能生吃。

（二）饮食行为习惯

1. 健康食物选择

在饮食行为习惯教育上，首先要让幼儿养成选择健康食物的习惯：在一日生活中能够主动饮白开水，每天定量喝酸奶、鲜牛奶，每天吃水果、蔬菜，经常吃豆制品，常吃粗粮和不同种类的食物，有意识地控制吃甜食的量，能够不吃或少吃过咸的食物，能够少喝或者不喝冷饮和碳酸饮料、少吃油炸食物，能够控制吃零食等，在垃圾食品与健康食品之间能够做出正确的选择。

2．饮食行为方式

在饮食行为方式的教育上，重点是让幼儿养成安静进餐的习惯，能够细嚼慢咽，控制好自己的进餐速度，不暴饮暴食，不狼吞虎咽，吃饭专心，不随意走动，进餐时保持愉悦的心情，在规定的时间内吃完饭菜，吃东西有节制。

3．饮食自理能力

《幼儿园教育指导纲要（试行）》健康领域总目标中明确提到"生活、卫生习惯良好，有基本的生活自理能力"。《3～6岁儿童学习与发展指南》健康领域中也明确指出：要具有基本的生活自理能力，具有良好的生活与卫生习惯。对于幼儿饮食自理能力的培养主要包括以下内容：能够自如地吃东西，熟练使用餐具自己吃饭；小班幼儿会熟练使用勺子，中大班幼儿会熟练使用筷子；不撒饭菜，保持桌面地面整洁，学会自己收拾餐具和食物残渣；中大班幼儿能够做好值日生工作，收拾食物残渣和食具，摆放桌椅；等等。

4. 饮食文明

在饮食文明的教育上，要引导幼儿懂得爱惜粮食、不浪费饭菜；进餐时讲究秩序，不拥挤，不插队；懂得基本的用餐礼仪；饭前饭后不做剧烈运动；吃饭专心。

三、幼儿营养教育的途径与方法

（一）多通道参与法

为增加幼儿对不同食物的认知，可以直接出示实物，调动幼儿的多种感觉通道去学习。例如，在了解橘子的过程中，幼儿可以用眼睛去观察其颜色、形状、特征，用鼻子去闻一闻气味，用手去摸一摸外表是粗糙还是光滑，用嘴巴去尝一尝味道是酸还是甜，用手摇一摇食物听听有没有声音，再打开食物观察其内部构造。在这样的学习过程中，幼儿综合运用了听觉、视觉、触觉、味觉和嗅觉，从而获取相关的信息。

（二）故事以及游戏认知法

教师可以利用一些幽默有趣的绘本故事将食物的来源、特征等讲述给孩子听。例如，绘本《一园青菜成了精》中就巧妙地讲述了青菜们的特性："小葱青秆绿叶儿长得直，正像一根银杆枪；韭菜的叶片狭长而扁平，如同两刃锋；大蒜成熟后的裂瓣；辣椒的浑身红通通；茄子的紫胀圆滚"。在这样的学习情境中，幼儿自然地学习了不同蔬菜的特性。

教师还可以将食物拟人化，编一个关于食物营养的故事剧本，配合服装、道具和音乐，以童话剧的形式让幼儿了解食物的特性及其营养与健康的关系。另外，幼儿园教师还可以组织基本食物的单元活动，让小朋友想想前一天所吃的食物，在区域活动中安排玩五类谷物营养搭配游戏，增强幼儿对平衡膳食的观念的理解。

（三）社会生活实践法

教师通过带领幼儿对食物的种植、生产、加工以及市场等不同场地进行实地考察、参观、调查，从而获取相关信息。其主要有以下几种途径：

（1）参观种植园。了解不同食物的繁衍、生长是由种植而得，参观蔬果开花、结果及丰收的情景。

（2）去郊区、农村体验。家长可以利用节假日，带幼儿去乡村体验生活，引导幼儿认识五谷的种植，观察饲养家禽、家畜的现场及农产品的粗加工和制造的过程。

（3）参观农场、牧场和乳制品加工厂。了解牛奶的来源、加工处理的方法以及营养价值。

（4）参观菜市场，了解不同的瓜果蔬菜。

（5）参观食品加工厂，了解常见的食品加工制造过程。

（6）体验不同国家的餐厅，了解文化对饮食的影响。

第二节　幼儿的膳食平衡

《幼儿园工作规程》中指出："供给膳食的幼儿园应当为幼儿提供安全卫生的食品，编制营养平衡的幼儿食谱，定期计算和分析幼儿的进食量和营养素摄取量，保证幼儿合理膳食。"幼儿园应为幼儿制定科学的食谱，提供合理的膳食，促进幼儿的健康成长。

一、幼儿膳食的配置原则

（一）科学、有规律地为幼儿提供生长发育所需的能量和各种营养素

3～6岁幼儿每天三餐要摄入12种以上食物，不包括调味品，如油、盐、酱、醋等，每周要达到25种食物。在幼儿园膳食配置中转基因食品不能吃，反季节的蔬菜、水果尽量少吃，紫薯、紫甘蓝、苋菜这类食物花青素较多，可以适当食用。

在膳食配置过程中，可以参考幼儿园幼儿膳食结构搭配（见图4-1）。

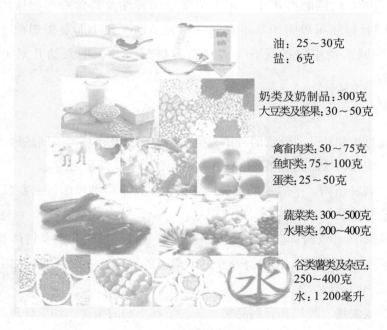

油：25～30克
盐：6克

奶类及奶制品：300克
大豆类及坚果：30～50克

禽畜肉类：50～75克
鱼虾类：75～100克
蛋类：25～50克

蔬菜类：300～500克
水果类：200～400克

谷类薯类及杂豆：250～400克
水：1 200毫升

图4-1　幼儿膳食结构搭配

在膳食制作的过程中，幼儿食谱中的食物带量一定要稳定，但是不同的年龄段也有差异，具体可以参照2～5岁儿童各类食物每天建议摄入量（见表4-1）。

表4-1　　　　　　　2～5岁儿童各类食物每天建议摄入量（g/d）

食物种类	2～3岁	4～5岁
谷类	85～100	180～260
薯类	适量	适量
蔬菜类	200～250	250～300

续前表

食物种类	2～3岁	4～5岁
水果类	100～150	150
鱼虾类	50～70	70～105
禽畜肉类		
蛋类		
大豆	5～15	15
坚果	—	适量
乳制品	500	350～500
食用油	15～20	20～25
食盐	＞2	＞3

资料来源：中国营养学会. 中国居民膳食指南 2016［M］. 北京：人民卫生出版社，2016：33.

（二）食物配置与制作要符合 3～6 岁幼儿的身体消化系统的发展规律

幼儿园在选择食物的品种和数量以及烹调的方法时，要考虑到幼儿胃肠道的消化和吸收能力，建议多采用蒸、煮、炖、煨等方式烹制幼儿膳食。在三次正餐烹调加工食物时，尽可能保持食物的原汁原味，让孩子首先品尝和接纳各种食物的自然味道。从小培养幼儿清淡口味，少放调料，可选天然、新鲜香料（如葱、姜、蒜、柠檬等），少用油炸。幼儿膳食应注意：两正餐之间应间隔 3.5～4 小时，加餐与正餐之间应间隔 1～1.5 小时。

（三）选择的食物尽量能促进幼儿的食欲

在制作食物的过程中要用心，尽量让食物的外形、颜色、味道、形状等能够激发幼儿的进食欲望，如在主食馅料制作中用紫薯、红薯、南瓜替代含糖量较高的豆沙馅料和果酱，既能保证食品安全又可避免幼儿摄入过多的糖分。为了避免制作少糖主食而造成的口感不佳，可在主食色彩上进行创新，如主食"蝴蝶卷""奇异果饼""双色卷"（见图 4-2），就是分别使用紫薯汁、火龙果汁、南瓜汁和面做成的，花样主食在外形、颜色和味道上都会提高幼儿的进食欲望。

（四）膳食的配置一定要符合国家饮食卫生安全的要求

在食物制作的过程中，一定要注意食物选择和制作的卫生，保证营养，避免食用不健康的食物，严防食物中毒。避免生食食品与熟食食品接触，经常洗手，保持食

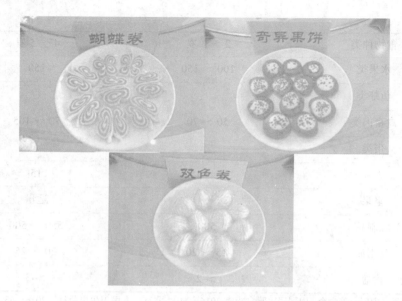

图 4-2 花样主食

品加工操作场所的清洁，容易引起食物中毒的豆角、四季豆不允许在幼儿园给幼儿食用，生吃的水果应进行清洗消毒。

二、科学食谱的制定

膳食平衡要依靠食谱来实现。制定花样食谱，首先，要根据市场供应情况，依据膳食宝塔，按照幼儿年龄及一定比例，适量分配到一日三餐中。其次，要合理选择多样化食物。根据季节特点，选择应季食物。建议主副食花样化，一周内不重样。要保证幼儿饮食清淡、少盐，注意粗细粮搭配、干稀搭配、荤素搭配。再次，在主副食的选料、洗涤、切配、烹调的过程中，方法应当科学合理，减少营养素的流失，烹调食物注意色、香、味、形，以提高幼儿的进食兴趣。

幼儿园在制作食谱时既要保证幼儿营养量的摄入达到要求，又要做到少剩饭（主食量最好控制在 5% 以内），因此需要在花样食谱的基础上制定带量食谱。带量食谱是把膳食计划中各类食物的每周用量全部反映在食谱中，定出每餐或每日、每人的各种食物原料的用量，将膳食计划中每周食物用量分配到每日、每餐的幼儿食物带量中。

带量食谱完成后，应将每周各类食品的数量相加，其总量须与同期计划用量相符（如果所用食物较昂贵，不能保证每周的食谱上均能体现，可以体现为每两周一次或每月一次）。采购员必须按照食谱要求供应食物，炊事员按照食谱上规定的花样和各种原料的数量制作饭菜，保证膳食计划的落实。如果食谱上的原料未能及时买到，可由保健医决定用同类食物代替，但必须在食谱上及时做出修改。

三、膳食营养分析

营养计算，即统计所吃食物的种类和数量，计算每人每日各种营养素的摄入量，与营养素参考摄入量相比较，进行评估，从中发现问题、改进膳食。每日各类食物的摄入量应稳定、平衡，达到要求。热量和蛋白质平均摄入量是日托园 80% 以上，全托园 90% 以上；维生素 A、B$_1$、B$_2$、C 及矿物质钙、铁、锌等应达到 80% 以上；三大营养素热量占总热量的百分比是蛋白质 12% ～ 15%、脂肪 30% ～ 35%、碳水化合物 50% ～ 60%；每餐热量分配比例为早餐 30%（含上午加餐）、午餐 40%（含午点）、晚餐 30%；优质蛋白质达到 50% 以上，优质蛋白质等于动物蛋白加豆类蛋白。营养分析就是对以上结果进行总结，包括进食量、营养素、热量来源、蛋白质来源是否达到要求，分析结果、寻找原因，如何进行调整、改进。我们以某幼儿园 2018 年 9 月营养计算中每人每日营养素摄入量表为例（见表 4-2），进行膳食营养分析。

营养计算，首先要制订膳食计划（具体事例详见表 4-3）。

（1）制定每人每日各类食物用量，需要参照上一季度的营养计算结果，按照平时幼儿对各种食物的食用量，结合膳食费，预定出谷类、肉、蛋、蔬菜等的每人每日的具体用量。

（2）计算每人每日食物用量中所含的能量、蛋白质及其他各种营养素（查看《中国食物成分表》）。例如：早餐粥需要稻米 13.61 克，午餐主食需要稻米 40 克，每人每日用 53.61 克。食物成分表上稻米 100 克含蛋白质 7.4 克，蛋白质营养素含量即为 7.4 ÷ 100 × 53.61=3.97（克）。

（3）将计算结果与膳食营养素参考摄入量标准相比较，反复调整食物量，直到达到要求。全托园要求能量和蛋白质达到膳食营养素参考摄入量的 90%，日托园要求能量、蛋白质及其他各种营养素达到膳食营养素参考摄入量的 80% 以上。

（4）计算每人每周各类食物用量：每人每日各类食物用量 ×5。

计算每人每月用量：每人每日各类食物用量 ×18。

计算全园每周用量：稻米每人每日各类用量 53.61（克）×335（园内人数）÷500（单位由克变斤）×5（天）=179.6（斤）。

计算全园每月用量：稻米每人每日各类用量 53.61（克）×335（园内人数）÷500（单位由克变斤）×18（本月天数）=646.5（斤）。

表4-2

某幼儿园2018年9月营养计算中每人每日营养素摄入量表

序号	类别	食物名称	全园总消耗量 斤	平均每人每日进食量 克	能量 千卡	能量 千焦	蛋白质 克	脂肪 克	维生素 A 微克	维生素 B$_1$ 毫克	维生素 B$_2$ 毫克	维生素 C 毫克	钙 毫克	锌 毫克	铁 毫克	钠 毫克
1	谷类及制品	小米面	10.00	0.87	3.12	13.04	0.06	0.02	0	0	0	0	0.35	0.01	0.05	0.05
2	谷类及制品	稻米	659.40	57.55	199.70	835.53	4.26	0.46	0	0.06	0.03	0	7.48	0.98	1.32	2.19
3	谷类及制品	玉米面（黄）	33.70	2.94	10.35	43.32	0.24	0.10	0.21	0.01	0	0	0.65	0.04	0.09	0.07
4	谷类及制品	小米	12.50	1.09	3.94	16.48	0.10	0.03	0.19	0	0	0	0.45	0.02	0.06	0.05
5	谷类及制品	玉米糁（黄）	11.60	1.01	3.58	14.99	0.08	0.03	0	0	0	0	0.50	0.01	0.02	0.02
6	谷类及制品	小麦粉（标准粉）	735.50	64.19	224.03	937.33	7.19	0.96	0	0.18	0.05	0	19.90	1.05	2.25	1.99
7	谷类及制品	黑米	8.10	0.71	2.41	10.09	0.07	0.02	0	0	0	0	0.08	0.03	0.01	0.05
8	谷类及制品	米饭（蒸）	0	0	0	0	0	0	0	0	0	0	0	0	0	0
9	谷类及制品	玉米（鲜）	56.00	4.89	2.52	10.54	0.09	0.03	0	0	0	0.36	0	0.02	0.02	0.02
10	薯类、淀粉及制品	水晶粉	1.10	0.10	0.32	1.36	0.12	0	0	0	0	0	0.03	0	0.01	0.01
11	薯类、淀粉及制品	甘薯（红心）	136.20	11.89	10.91	45.66	0.17	0.02	13.37	0	0	2.78	2.46	0.02	0.05	3.05
12	薯类、淀粉及制品	马铃薯	102.80	8.97	6.49	27.17	0.02	0.02	0.42	0.01	0	2.28	0.67	0.03	0.07	0.23
13	薯类、淀粉及制品	粉丝	24.00	2.09	7.08	29.62	0.45	0	0	0	0	0	0.65	0.01	0.13	0.19
14	干豆类及制品	绿豆	23.90	2.09	6.86	28.71	0.28	0.02	0.46	0.01	0	0	1.69	0.05	0.14	0.07
15	干豆类及制品	豆腐	40.20	3.51	2.88	12.04	1.51	0.13	0	0	0	0	5.75	0.04	0.07	0.25
16	干豆类及制品	豆腐皮	38.70	3.38	13.85	57.94	0.17	0.59	0	0.01	0	0	3.92	0.13	0.47	0.32
17	干豆类及制品	青豆	5.60	0.49	1.95	8.14	0.17	0.08	0.65	0	0	0	0.98	0.02	0.04	0.01

续前表

序号	类别	食物名称	全园总消耗量（斤）	平均每人每日进食量（克）	能量（千卡）	能量（千焦）	蛋白质（克）	脂肪（克）	维生素A（微克）	维生素B₁（毫克）	维生素B₂（毫克）	维生素C（毫克）	钙（毫克）	锌（毫克）	铁（毫克）	钠（毫克）
18	干豆类及制品	豌豆	19.50	1.70	5.68	23.78	0.35	0.02	0.71	0.01	0	0	1.65	0.04	0.08	0.17
19	干豆类及制品	赤小豆	17.50	1.53	4.95	20.70	0.31	0.01	0.20	0	0	0	1.13	0.03	0.11	0.03
20	蔬菜类及制品	胡萝卜（红）	259.20	22.62	8.47	35.44	0.22	0.04	149.40	0.01	0.01	2.82	6.95	0.05	0.22	15.51
21	蔬菜类及制品	小白菜	88.00	7.68	1.06	4.42	0.09	0.02	17.42	0	0.01	1.74	5.60	0.03	0.12	4.57
22	蔬菜类及制品	大蒜	17.70	1.54	1.68	7.03	0.06	0	0.07	0	0	0.09	0.51	0.01	0.02	0.26
23	蔬菜类及制品	冬瓜	295.30	25.77	2.47	10.35	0.08	0.04	2.68	0	0	3.71	3.92	0.01	0.04	0.37
24	蔬菜类及制品	黄瓜	138.20	12.06	1.78	7.43	0.09	0.02	1.66	0	0	1.00	2.66	0.02	0.06	0.54
25	蔬菜类及制品	娃娃菜	114.00	9.95	0.77	3.23	0.18	0	0.77	0	0	1.16	7.53	0.03	0.04	1.86
26	蔬菜类及制品	香菜	11.80	1.03	0.28	1.15	0.02	0	1.61	0	0	0.40	0.84	0	0.20	0.40
27	蔬菜类及制品	芹菜叶	0	0	0	0	0	0	0	0	0	0	0	0	0	0
28	蔬菜类及制品	西兰花	44.80	3.91	1.17	4.89	0.13	0.02	39.01	0	0	1.66	2.17	0.03	0.03	0.61
29	蔬菜类及制品	甘蓝	128.40	11.21	2.31	9.68	0.14	0.02	1.16	0	0	3.85	4.72	0.02	0.06	2.62
30	蔬菜类及制品	洋葱	112.70	9.84	3.54	14.82	0.10	0.02	0.27	0	0	0.71	2.12	0.02	0.05	0.39
31	蔬菜类及制品	菠菜	193.60	16.90	4.21	17.62	0.39	0.05	73.23	0.01	0.02	4.81	9.92	0.13	0.44	12.81
32	蔬菜类及制品	茄子（紫皮）	78.40	6.84	1.51	6.32	0.07	0.01	1.97	0	0	0.46	3.61	0.01	0.03	0.42
33	蔬菜类及制品	甜椒	83.20	7.26	1.49	6.23	0.06	0.01	3.39	0	0	4.29	0.83	0.01	0.05	0.20
34	蔬菜类及制品	西葫芦	18.00	1.57	0.22	0.91	0.01	0	0.06	0	0	0.07	0.17	0	0	0.06
35	蔬菜类及制品	南瓜	28.80	2.51	0.49	2.06	0.01	0	3.16	0	0	0.17	0.34	0	0.01	0.02
36	蔬菜类及制品	西芹	62.10	5.42	0.55	2.31	0.03	0	0.23	0	0	0.18	1.66	0	0.01	14.43
37	蔬菜类及制品	菜花	171.80	14.99	3.20	13.37	0.26	0.02	0.61	0.01	0.01	7.50	2.83	0.05	0.14	3.89

续前表

序号	类别	食物名称	全园总消耗量 斤	平均每人每日进食量 克	能量 千卡	能量 千焦	蛋白质 克	脂肪 克	维生素A 微克	维生素B₁ 毫克	维生素B₂ 毫克	维生素C 毫克	钙 毫克	锌 毫克	铁 毫克	钠 毫克
38	蔬菜类及制品	白萝卜	8.90	0.78	0.17	0.71	0.01	0	0.02	0	0	0.15	0.27	0	0	0.46
39	蔬菜类及制品	油菜	44.20	3.86	0.84	3.51	0.06	0.02	3.46	0	0	4.21	3.62	0.01	0.04	1.87
40	蔬菜类及制品	彩椒	5.80	0.51	0.08	0.33	0.01	0	0.55	0	0	0.44	0.04	0	0	0.03
41	蔬菜类及制品	蒜苗	126.20	11.01	3.61	15.12	0.19	0.04	4.24	0.01	0.01	3.16	2.62	0.04	0.13	0.46
42	蔬菜类及制品	胡萝卜（黄）	0	0	0	0	0	0	0	0	0	0	0	0	0	0
43	蔬菜类及制品	莜麦菜	149.50	13.05	0.85	3.54	0.12	0.04	13.21	0	0.01	0.21	6.34	0.03	0.05	3.38
44	蔬菜类及制品	细香葱	13.70	1.20	0.47	1.95	0.03	0	0.92	0	0	0.17	0.65	0	0.03	0
45	蔬菜类及制品	莴笋	28.40	2.48	0.23	0.96	0.02	0.01	0.38	0	0	0.06	0.35	0.01	0.01	0.56
46	蔬菜类及制品	大葱	65.50	5.72	1.55	6.47	0.08	0	0.47	0	0	0.80	1.36	0.02	0.03	0.23
47	蔬菜类及制品	芥蓝	15.60	1.36	0.23	0.98	0.03	0	6.11	0	0	0.81	1.36	0.01	0.02	0.54
48	蔬菜类及制品	丝瓜	110.20	9.62	1.68	7.01	0.08	0.02	1.20	0	0	0.40	1.12	0.02	0.03	0.21
49	蔬菜类及制品	番茄	359.60	31.38	6.09	25.47	0.27	0.06	28.01	0.01	0.01	5.78	3.04	0.04	0.12	1.52
50	蔬菜类及制品	芹菜（白茎）	19.90	1.74	0.19	0.82	0.01	0	0.11	0	0	0.14	0.55	0.01	0.01	0.85
51	菌藻类	蟹味菇	5.60	0.49	0.08	0.33	0	0	0	0	0	0	0	0	0	0
52	菌藻类	白玉菇	5.60	0.49	0.12	0.50	0	0	0	0	0	0	0	0	0	0
53	菌藻类	木耳（干）	9.60	0.84	0.23	0.95	0.01	0	0.03	0	0	0.01	0.28	0	0	0.07
54	菌藻类	银耳（干）	1.12	0.10	0.24	1.02	0.01	0	0.01	0	0	0	0.03	0	0	0.08
55	菌藻类	海带（浸）	1	0.09	0.01	0.06	0	0	0.05	0	0	0	0.21	0	0	0.09
56	菌藻类	香菇	25.40	2.22	0.58	2.41	0.05	0.01	0	0	0	0.02	0.04	0.01	0.10	0.03
57	菌藻类	蘑菇（鲜蘑）	18.00	1.57	0.37	1.56	0.04	0	0.03	0	0.01	0.03	0.09	0.01	0.02	0.13

续前表

序号	类别	食物名称	全园总消耗量 斤	平均每人每日进食量 克	能量 千卡	能量 千焦	蛋白质 克	脂肪 克	维生素A 微克	维生素B$_1$ 毫克	维生素B$_2$ 毫克	维生素C 毫克	钙 毫克	锌 毫克	铁 毫克	钠 毫克
58	菌藻类	紫菜（干）	1.98	0.17	0.43	1.81	0.05	0	0.39	0	0	0	0.46	0	0.09	1.23
59	水果类及制品	白兰瓜	184.00	16.06	2.03	8.50	0.05	0.01	0.62	0	0	1.24	2.12	0	0.08	0
60	水果类及制品	香蕉	364.80	31.84	17.47	73.09	0.26	0.04	1.88	0	0.01	1.50	1.31	0.03	0.08	0.15
61	水果类及制品	哈密瓜	315.20	27.51	6.64	27.78	0.10	0.02	29.88	0	0	2.34	0.78	0.03	0.08	5.21
62	水果类及制品	枣（干）	13.00	1.13	2.51	10.48	0.03	0	0.02	0	0	0.13	0.58	0.01	0.02	0.06
63	水果类及制品	火龙果	420.00	36.66	12.90	53.97	0.28	0.05		0.01	0.01	0.76	1.77	0.07	0.08	0.68
64	水果类及制品	西瓜（京欣一号）	227.20	19.83	3.98	16.64	0.06	0	1.52	0	0	0.82	1.17	0.01	0.08	0.49
65	水果类及制品	白金瓜	369.60	32.26	5.64	23.62	0.09	0	3.84	0.01	0.02	3.84	2.71	0.06	0.09	0.36
66	水果类及制品	葡萄干	5.50	0.48	1.65	6.91	0.01	0		0	0	0.02	0.25	0	0.04	0.09
67	坚果、种子类	腰果	20.80	1.82	10.15	42.46	0.31	0.67	0.15	0	0	0	0.47	0.08	0.09	4.56
68	坚果、种子类	山核桃（熟）	7.20	0.63	1.15	4.83	0.01	0.10		0	0	0	0.25	0.02	0.01	0.81
69	坚果、种子类	芝麻籽（白）	1.40	0.12	0.65	2.74	0.02	0.05		0	0	0	0.76	0.01	0.02	0.04
70	坚果、种子类	杏仁	14.40	1.26	7.26	30.39	0.28	0.57		0	0.01	0.33	1.22	0.05	0.03	0.10
71	坚果、种子类	开心果（熟）	11.84	1.03	5.20	21.77	0.17	0.45		0	0	0	0.92	0.03	0.04	6.41
72	坚果、种子类	杏仁（大）	0	0	0	0										
73	畜肉类及制品	火腿	45.30	3.95	13.05	54.59	0.63	1.08	1.82	0.01	0	0	0.12	0.09	0.09	42.96
74	畜肉类及制品	猪肉（瘦）	46.00	4.01	5.74	24.02	0.81	0.25	1.77	0.02	0	0	0.24	0.12	0.12	2.31
75	畜肉类及制品	猪肉（后臀尖）	102.20	8.92	29.07	121.63	1.26	2.66	1.38	0.02	0.01	0	0.43	0.07	0.09	4.97
76	畜肉类及制品	猪肘棒	25.00	2.18	3.63	15.17	0.24	0.23	0	0	0	0	0.28	0.02	0.02	1.17

续前表

序号	类别	食物名称	全园总消耗量 斤	平均每人每日进食量 克	能量 千卡	能量 千焦	蛋白质 克	脂肪 克	维生素A 微克	维生素B₁ 毫克	维生素B₂ 毫克	维生素C 毫克	钙 毫克	锌 毫克	铁 毫克	钠 毫克
77	畜肉类及制品	火腿肠	11.30	0.99	2.09	8.75	0.14	0.10	0.05	0	0	0	0.09	0.03	0.04	7.61
78	畜肉类及制品	牛肉（里脊）	60.00	5.24	5.60	23.44	1.16	0.05	0.21	0	0.10	0	0.16	0.36	0.23	3.93
79	畜肉类及制品	猪小排	91.90	8.02	16.05	67.17	0.96	1.33	0.29	0.02	0.01	0	0.81	0.19	0.08	3.62
80	畜肉类及制品	猪肉（肥瘦）	79.40	6.93	27.37	114.53	0.91	2.56	1.25	0.02	0.01	0	0.42	0.14	1.11	4.12
81	畜肉类及制品	羊肉（肥瘦）	0	0	0	0	0	0	0	0	0	0	0	0	0	0
82	禽肉类及制品	鸡胸脯肉	81.90	7.15	9.51	39.78	1.39	0.36	1.14	0.01	0.01	0	0.21	0.04	0.04	2.46
83	禽肉类及制品	鸭胸脯肉	35.40	3.09	2.78	11.63	0.46	0.05	0	0	0	0	0.19	0.04	0.13	1.86
84	乳类及制品	全脂加糖奶粉	60.80	5.31	26.00	108.79	1.19	1.24	9.71	0.02	0.01	0	26.27	0.12	0.04	23.92
85	乳类及制品	牛乳	1 859.20	162.26	87.62	366.61	4.87	5.19	38.94	0.05	0.23	1.62	168.70	0.68	0.49	60.36
86	乳类及制品	全脂牛奶粉	0	0	0	0	0	0	0	0	0	0	0	0	0	0
87	乳类及制品	酸奶（高蛋白）	911.60	79.56	49.33	206.39	2.55	1.75	0	0.06	0.06	0	128.00	0.43	0	34.21
88	乳类及制品	黄油	4.32	0.38	3.35	14.01	0.01	0.37	0	0	0	0	0.13	0	0	0.15
89	乳类及制品	奶酪	0	0	0	0	0	0	0	0	0	0	0	0	0	0
90	蛋类及制品	鸡蛋（红皮）	234.40	20.46	28.08	117.50	2.30	2	34.92	0.02	0.06	0	7.92	0.18	0.40	22.63
91	蛋类及制品	鸡蛋	0	0	0	0	0	0	0	0	0	0	0	0	0	0
92	蛋类及制品	鹌鹑蛋	51.00	4.45	6.12	25.63	0.49	0.42	12.90	0	0.02	0	1.80	0.06	0.12	4.08
93	鱼虾蟹贝类	虾皮	2.24	0.20	0.30	1.25	0.06	0	0.04	0	0	0	1.94	0	0.01	9.89

续前表

序号	类别	食物名称	全园总消耗量	平均每人每日进食量	能量		蛋白质	脂肪	维生素A	维生素B₁	维生素B₂	维生素C	钙	锌	铁	钠
			斤	克	千卡	千焦	克	克	微克	毫克	毫克	毫克	毫克	毫克	毫克	毫克
94	鱼虾蟹贝类	鳎	142.00	12.39	8.54	35.73	1.44	0.21	0.97	0	0.01	0	14.98	0.10	0.19	8.37
95	鱼虾蟹贝类	虾米	3.20	0.28	0.55	2.31	0.12	0.01	0.06	0	0	0	1.55	0.01	0.03	13.66
96	鱼虾蟹贝类	虾仁（红）	172.30	15.04	7.22	30.20	1.56	0.11	0	0	0	0	3.46	0.09	0.09	40.92
97	速食食品	燕麦片	9.60	0.84	3.16	13.22	0.13	0.06	0	0	0	0	1.56	0.02	0.06	0.03
98	糖、蜜饯类	绵白糖	50.00	4.36	17.28	72.30	0	0	0	0	0	0	0.26	0	0.01	0.09
99	糖、蜜饯类	红糖	13.00	1.13	4.41	18.47	0.01	0	0	0	0	0	1.78	0	0.02	0.21
100	糖、蜜饯类	冰糖	1.60	0.14	0.55	2.32	0	0	0	0	0	0	0.03	0	0	0
101	油脂类	葵花籽油	176.70	15.42	138.64	580.07	0	15.41	0	0	0	0	0.31	0.02	0.15	0.43
102	油脂类	芝麻油	17.10	1.49	13.40	56.07	0	1.49	0	0	0	0	0.13	0	0.03	0.02
103	调味品类	精盐	26.40	2.30	0	0	0	0	0	0	0	0	0.51	0.01	0.02	905.75
104	调味品类	番茄酱	12.00	1.05	0.89	3.72	0.05	0	0	0	0	0	0.29	0.01	0.01	0.39
105	调味品类	芝麻酱	23.52	2.05	12.93	54.11	0.39	1.08	0.35	0	0	0	24.02	0.08	1.03	0.79
106	调味品类	蚝油	5.60	0.49	0.56	2.33	0	0	0	0	0	0	0.58	0	0	0
合计			11108.02	969.49	1164.90	4874.10	43.30	43.00	515.80	0.68	0.73	66.00	528.80	6.50	11.27	1299.30

表 4-3　　　　　　　　　　　　**膳食计划（以稻米为例）**

	计划期天数		（例如本月 18 天）				计划期就餐总人数		（如全园 335 人）	
品名	单价（元）	每人每日用量（克）	能量（千卡）	蛋白质（克）	钙（毫克）	维生素A（微克）	每人每月用量（克）	所需费用（元）	全园每月用量（斤）	全园每周用量（斤）
稻米		53.61	186.03	3.97	6.97	0	965		646.5	179.6
……										

计算每种食物的实际消耗量，通常用的是记账法，包括前盘库（统计时间——自统计时段的前一日晚饭后，统计方法——将库存各种食物材料准确称重，登记在结存数量栏内）、累计购入食品账（每天采购的各种食物材料登记在购物累计栏内）、后盘库（统计时间——统计时段最后一天的晚饭后，统计方法——将剩余的各种食材称重并登记在剩余数量栏内）、计算实际消耗量（结存＋购物累计－剩余）（见表 4-4）。

表 4-4　　　　　　　　　　　　**计算每种食物的实际消耗量**

	食物名称				
	结存数量				
购物累计	月　日				
	月　日				
	月　日				
	月　日				
	剩余数量				
	实际消耗				

计算进餐总人日数，是一个必不可少的环节。各班记录用餐人数，早、午、晚三餐分别统计。进餐总人日数＝本月各班每日每餐人数相加（总人次数）÷3，举例见表 4-5。

表 4-5　　　　　　　　　　　　　　　　　计算进餐总人日数

班级	早餐	午餐	晚餐	总人次数 （各班每日每餐人数相加）	总人日数 （总人次数 ÷3）
小一班	571	603	597		
小二班	580	579	551		
小三班	576	574	574		
小四班	648	647	643		
中一班	461	461	449		
中二班	459	459	457	17 187	5 729
中三班	493	490	482		
中四班	458	455	451		
大一班	348	342	338		
大二班	358	372	353		
大三班	405	404	391		
大四班	394	387	377		

　　每人每日营养素摄入量中，要求计算的营养素包括能量、蛋白质、脂肪、维生素 A/B_1/B_2/C、钙、铁、锌、钠。计算平均每人每日各种营养素的摄入量应依据《中国食物成分表》中各种食物的营养素含量，计算每人每日各种营养素的摄入量见表 4-6。

表 4-6　　　　　　　　　　　计算每人每日营养素摄入量（举例）

类别	食品名称	全园总消耗量	平均每人每日进食量	蛋白质	脂肪	维生素 A	维生素 B_1	维生素 B_2	维生素 C	钙	铁	锌	钠
		斤	克	克	克	微克	毫克	毫克	毫克	毫克	毫克	毫克	毫克
	大米	659.40	57.55	4.26	0.46	0	0.06	0.03	0	7.48	0.98	1.32	2.19
	猪排	91.90	8.02	0.96	1.33	0.29	0.02	0.01	0	0.81	0.19	0.08	3.62
	……												

步骤：

（1）将各类食物实际消耗量填在食物名称及全园总消耗量栏中。

（2）计算平均每人每日进食量，将全园各类食物的总消耗量（斤换算成克）÷人日数＝平均每人每日进食量（克）。

（3）通过查食物成分表计算营养量：将平均每人每日各种食物进食量与食物成分表中市品所含能量、蛋白质及其他营养素分别相乘。如，平均每人每日食用面粉 57.55 克，那蛋白质的含量就是（食物成分表上稻米 100 克含蛋白质 7.4 克）7.4÷100×57.55＝4.26 克。

（4）如果食物中有不可食用的部分，如猪小排，平均每人每日食用猪小排 8.02 克，那其中的蛋白质含量是（100 克猪小排可食用 72%，食部 100 克蛋白质是 16.7 克）（16.7×10×72%）/1 000×8.02＝0.96 克（市品——从市场上购买的食品，食部——市品去掉不可食的部分，剩余的即为食物的可食部分）。

计算幼儿各种营养素参考摄入量（即为幼儿园评价幼儿膳食营养素的标准），计算结果直接影响营养评价的准确性，标准需参照中国营养学会 2013 年修订的《中国居民膳食营养素参考摄入量》（Chinese DRIs）（见表 4-7，表中差值、计算系数、2 岁基数是标准）。膳食营养素参考摄入量（DRIs）是保证幼儿生长与健康而制定的膳食摄入质量标准，在正常生理功能需要的基础上，同时考虑个体差异、机体功能等因素而提出。

步骤如下：

（1）将各年龄组人数填入表格，如：3 岁幼儿 88 人，4 岁幼儿 113 人，5 岁幼儿 124 人，6 岁幼儿 10 人，全园共 335 人。

（2）求共差＝人数×差值。以蛋白质为例，3 岁幼儿 88 人×（差值）0.5＝44，4 岁幼儿 113 人×（差值）0.5＝56.5，5 岁幼儿 124 人×（差值）0.5＝62，6 岁幼儿 10 人×（差值）1＝10。

（3）求差数＝共差总数÷人日数×计算系数，如：共差总数 172.5÷人日数 335×计算系数 10＝5.14。

（4）求平均参考摄入量＝差数＋2 岁基数，如：蛋白质的平均参考摄入量＝5.14＋25＝30.14。

营养分析总结表，主要用来对照标准评价进食量哪些达到标准、哪些超标、哪些不够，分析为什么会出现这些问题，查看各餐比例是否合理，特别关注早餐和加餐，分析各餐不合理的原因，找出调整的办法（热量分配比例要求：早餐 30%，含上午加餐；午餐 40%，含下午加餐；晚餐 30%）（见表 4-8、表 4-9、表 4-10、表 4-11）。膳食费的使用，需要准确计算膳食费用的盈亏，盈亏太大时寻找原因，调整（要求：专款专用，每月公布伙食费使用情况，每学期盈亏 2% 以内）（见表 4-12）。

表 4-7　计算幼儿各种营养素参考摄入量

年龄	人日数	能量		蛋白质		维生素 A		维生素 B₁		维生素 B₂		维生素 C		钙		锌		铁		钠	
		差值	共差	差值	共差	差值	共差	差值	共差	差值	共差	差值	共差	差值	共差	差值	共差	差值	共差	差值	共差
1～		-2		0		0		0		0		0		0		0		0		0	
2～		0		0		0		0		0		0		0		0		0		0	
3～	88	1.75		0.5	44	0		0		0		0		0		0		0		0	
4～	113	2.25		0.5	56.5	0.5		0.2		0.1		1		2		1.5		1		2	
5～	124	3		0.5	62	0.5		0.2		0.1		1		2		1.5		1		2	
6～	10	4.75		1	10	0.5		0.2		0.1		1		2		1.5		1		2	
合计	335				172.5																
总共差/人日数				0.514																	
计算系数			×100		×10		×100		×1		×1		×10		×100		×1		×1		×100
差数					5.14																
2岁基数		1 050			25		310		0.6		0.6		40		600		4		9		700
平均参考摄入量					30.14																

表 4-8　　　　　平均每人的摄入量（按表中的食物类别要求从表 4-6 中分类累加）

食物类别	谷类及制品	薯类、淀粉及制品	小吃、甜饼、速食食品	干豆类及制品	蔬菜类及制品	深色蔬菜	菌藻类	水果类及制品	坚果、种子类	乳类及制品	蛋类及制品	肉类及制品	肝类	鱼虾蟹贝类	糖、蜜饯类	油脂类	调味品类	盐
数量（克）																		

表 4-9　　　　　营养素摄入量（营养素的摄入量 ÷ 相应的 DRIs×100%）

	能量		蛋白质	脂肪	维生素A	维生素B$_1$	维生素B$_2$	维生素C	钙	锌	铁	钠
	（千卡）	（千焦）	（克）	（克）	（微克）	（毫克）	（毫克）	（毫克）	（毫克）	（毫克）	（毫克）	（毫克）
平均每人每日												
DRIs			—									
比较（%）			—									

表 4-10　　　　　能量来源

		脂肪		蛋白质	
		要求	现状	要求	现状
摄入量	（千卡）				
	（千焦）				
占总能量（%）					

注：脂肪供能占总能量的百分比 = 脂肪提供的能量 + 总能量 =9× 脂肪量 + 总能量 ×100%，蛋白质供能占总能量的百分比 = 蛋白质提供的能量 + 总能量 = 4× 蛋白质量 ÷ 总能量 ×100%。

　　营养分析中应考虑相关影响因素包括幼儿年龄构成和人数、幼儿进餐的实际情况、膳食配制（食谱的制作）、食物量与营养素的摄入、热量与营养素、理想与实际、膳食费的合理使用。

表 4-11	蛋白质来源		
	优质蛋白质		
	要求	动物性食物	豆类
摄入量（克）	—	22.58	3.06
占蛋白质总量（%）	≥ 50%	52.15	7.07

注：以表 4-2 中总蛋白质 43.30 克为例，将表 4-2 中动物性食物的蛋白质及豆类食物的蛋白质数量写在表内，豆类蛋白 ÷ 总蛋白质 ×100%，动物性食物的蛋白质 ÷ 总蛋白质 ×100%。

表 4-12	膳食费使用
本月总收入：　元 本月支出：　元 盈亏：　元 占总收入：　%	要求
	膳食费学期的盈亏应不超过总收入的 2%

注：当月伙食费 = 当月膳食费盈或亏额 ÷ 当月膳食费应支付额 ×100%。

最后，基于营养计算存在的问题要寻找原因，相关因素包括：是否专人负责；班级教师是否准确记录每餐幼儿数；幼儿膳食的设计和制作、膳食安排、运动量、一日生活安排；账目是否清楚、记录是否准确；盘库时间是否对应；盘库是否忘记冰柜里的冷冻食品。通过与合理膳食要求进行比较，找出问题所在，在下个月食谱中进行调整，以达到平衡膳食的目的。

四、幼儿食谱示例

幼儿园编制食谱的要求是：制定带量食谱或花样食谱，1 ~ 2 周更换一次，根据市场供应情况、膳食费来制定食谱。粗细搭配、荤素搭配、干稀搭配、甜咸搭配；少吃甜食和油炸食物，食盐量要加以控制；注意蛋白质的互补作用，充分利用豆制品；多选用各种季节性蔬菜，保证有一定量的绿橙色蔬菜；应满足幼儿不同年龄特点的需要；1 ~ 2 岁、3 ~ 6 岁儿童的饮食制作要有区别。

（一）早餐食谱编制

以谷类为主、优质蛋白为辅，干稀搭配（见表 4-13）。

表 4-13　　　　　　　　　　　　　　　早餐食谱编制

主食	面食：馒头、花卷、包子、肉龙等
副食	蛋白质食品：蛋、牛奶、豆制品、肉等
粥	红豆、绿豆、杂粮、蔬菜、南瓜、山芋、红枣等
食量	主食量 30 ～ 40 克、奶量 150 ～ 180 毫升

（二）午餐食谱编制

主、副食并重（见表 4-14）。

表 4-14　　　　　　　　　　　　　　　午餐食谱编制

主食	米饭或面食（中午尽量吃各种豆米饭、地瓜米饭、二米饭等）
副食	一荤菜：红烧肉、排骨、鱼、虾、蛋、牛肉、羊肉、鸡肉等 一素菜：炒各种新鲜蔬菜和季节性蔬菜、豆制品
汤	一汤：骨头汤加菜、麻酱汤、丸子汤等
食量	主食量 50 ～ 60 克，鱼、肉、禽、蛋类量 40 ～ 65 克，菜量 70 ～ 120 克

（三）晚餐食谱编制

主食干稀搭配，副食较午餐应清淡（见表 4-15）。

表 4-15　　　　　　　　　　　　　　　晚餐食谱编制

主食	米或面食（面条、饼、发糕、包子、馅饼等）
副食	荤素菜
粥或汤	根据主副食搭配（如：吃包子搭配粥、吃发糕搭配丸子汤等）
食量	主食量 40 ～ 50 克，鱼、肉、禽、蛋类量 30 ～ 40 克，菜量 90 ～ 160 克

（四）一周带量食谱编制

在一周食谱的编制过程中，要注意各种不同类别食物的带量，如谷类每日差别控制在 25 克以内，达到全面、平衡、适量，具体要求参照下面某幼儿园的食谱示例（见表 4-16）。

表4-16　一周带量食谱示例

餐	星期一（Mon）食谱	带量/人（克）	星期二（Tue）食谱	带量/人（克）	星期三（Wed）食谱	带量/人（克）	星期四（Thu）食谱	带量/人（克）	星期五（Fri）食谱	带量/人（克）
早餐	紫米面馒头	小麦粉（标准粉）25	鸡蛋西葫芦软饼	小麦粉（标准粉）10	热狗包	小麦粉（标准粉）25	菜肉龙	小麦粉（标准粉）25	果仁面包	面包粉 30
		黑米 3		鸡蛋（红皮）35		火腿 5		猪肉（肥瘦）15		鸡蛋（红皮）15
		全脂牛奶粉 5		西葫芦 15		全脂牛奶粉 5		大白菜 20		葡萄干 0.5
	西红柿炒白菜丝	番茄 15	波菜鸡肝粥	稻米 15	五香鹌鹑蛋	鹌鹑蛋 30	棒碴红薯粥	玉米碴（黄）10		全脂牛奶粉 5
		甘蓝 30		波菜 20	小米粥	小米 10		甘薯（红心）5		黄油 2
		葵花籽油 3		鸡肝 5					葱花炒鸡蛋	大葱 5
		精盐 0.5		精盐 0.5						鸡蛋（红皮）25
	牛奶	牛乳 180								葵花籽油 3
		绵白糖 0.5								精盐 0.2
									牛奶燕麦片	牛乳 180
										燕麦片 2
										绵白糖 0.5

续前表

餐次	星期一（Mon）	星期二（Tue）	星期三（Wed）	星期四（Thu）	星期五（Fri）
加餐	酸奶：酸奶（高蛋白白）125 腰果：腰果 6	酸奶：酸奶（高蛋白白）125	酸奶：酸奶（高蛋白白）125 开心果（熟）：开心果（熟）8	酸奶：酸奶（高蛋白白）125	酸奶：酸奶（高蛋白白）125 杏仁（大）：杏仁（大）6
午餐	红豆米饭：稻米 45、赤小豆 5 芙蓉鸡片：胡萝卜（红）45、黄瓜 30、鸡胸脯肉 20、木耳（干）1、葵花籽油 4、精盐 0.5 熏干海米炒菜心：豆腐干（熏干）20	紫米饭：稻米 50、黑米 5 西芹腰果虾仁：虾仁（红）70、腰果 6、西芹 30、洋葱 5、精盐 0.5 西红柿炒鸡蛋：西红柿 70、鸡蛋（红皮）40	牛奶米饭：稻米 55、牛乳 25 土豆烧牛肉：马铃薯 50、牛肉（瘦）25、葵花籽油 3、精盐 0.5 胡萝卜木耳炒莴笋：胡萝卜（红）40、莴笋 60、木耳（干）1	南瓜米饭：稻米 50、南瓜 5 红烧肉炖海带：海带 40、猪肉（后臀尖）25、葵花籽油 3、精盐 0.5 鸡蛋炒西葫芦：西葫芦 70、鸡蛋（红皮）30、葵花籽油 3	地瓜米饭：稻米 50、甘薯（红心）10 清蒸龙利鱼：龙利鱼 100、胡萝卜（红）5、香菇 5、葵花籽油 3、精盐 0.5 双菇烩双花：菜花 60、西兰花 20

续前表

	星期一（Mon）食谱	带量/人（克）	星期二（Tue）食谱	带量/人（克）	星期三（Wed）食谱	带量/人（克）	星期四（Thu）食谱	带量/人（克）	星期五（Fri）食谱	带量/人（克）
午餐		虾米	2		葵花籽油	3		葵花籽油	3		木耳（水发）	1		蘑菇（鲜蘑）	10
	油菜心	70	白砂糖	2	精盐	0.5	精盐	0.5	香菇（干）	5
	葵花籽油	3	精盐	0.5	芹菜叶紫菜豆腐汤 / 芹菜叶	20	黄瓜紫菜汤 / 黄瓜	30	葵花籽油	3
	精盐	0.5	小白菜香菇豆条 / 豆腐	10	紫菜（干）	0.5	紫菜（干）	0.5	精盐	0.5
	西红柿蛋汤 / 西红柿	30	汤 / 小白菜	20	豆腐（北）	10	芝麻油	2	西红柿油菜鸡蛋 / 番茄	30
	鸡蛋（红皮）	15	香菇	5			虾皮	0.2	汤 / 鸡蛋	15
	香菜	0.5							油菜	10
									芝麻油	3
午点	鸭梨	160	香蕉	160	火龙果	160	苹果 / 红富士苹果	80	柑橘	160
							柚子 / 柚子	80		
晚餐	杂粮馒头 / 小麦粉（标准粉）	45	毛毛虫 / 小麦粉（标准粉）	40	猪肉芹菜包子 / 小麦粉（标准粉）	45	什锦炒饭 / 稻米	55	玫瑰卷 / 小麦粉（标准粉）	40
	玉米面（黄）	5	南瓜	10	芹菜（白茎）	70	胡萝卜（红）	40	火龙果	10

续前表

	星期一（Mon）		星期二（Tue）		星期三（Wed）		星期四（Thu）		星期五（Fri）	
	食谱	带量/人（克）	食谱	带量/人（克）	食谱	带量/人（克）	食谱	带量/人（克）	食谱	带量/人（克）
晚餐	小米面	5	全脂牛奶粉	5	棒骨海带汤	猪肉（瘦）20		黄瓜 20	全脂牛奶粉	5
	全脂牛奶粉	10	宫保肉丁	胡萝卜（红）40		猪肘棒 25		蒜薹 10	鱼香肉丝	猪肉（里脊）20
	肉末萝卜	白萝卜 80		黄瓜 45		海带（浸）10		鸡蛋（红皮）15		胡萝卜（红）65
		猪肉（肥瘦）20		猪肉（后臀尖）20		香菜 1		火腿肠 15		甜椒 40
		葵花籽油 3		葵花籽油 3				葵花籽油 3		绵白糖 2
		精盐 0.5		精盐 0.5				精盐 0.5		木耳（水发）0.5
	粉丝炒菠菜	粉丝 10	炒绿豆芽	绿豆芽 50			蒸红薯	甘薯（红心）30		葵花籽油 3
		菠菜 60		韭菜 5			萝卜丝汤	白萝卜 20		精盐 0.5
		葵花籽油 3		葵花籽油 3				香菜 1	海米冬瓜汤	冬瓜 30
		精盐 0.5		精盐 0.5						香菜 3
	鲜蘑豆腐汤	蘑菇（鲜蘑）20	冬瓜莜麦菜汤	冬瓜 20						虾米 1
		豆腐 10		莜麦菜 10						
		香菜 2		芝麻酱 3						

续前表

食谱（类别）	星期一（Mon）食谱	带量/人（克）	星期二（Tue）食谱	带量/人（克）	星期三（Wed）食谱	带量/人（克）	星期四（Thu）食谱	带量/人（克）	星期五（Fri）食谱	带量/人（克）
日人均总带量	谷类及制品	128	谷类及制品	120	谷类及制品	135	谷类及制品	140	谷类及制品	120
	薯类、淀粉及制品	10	薯类、淀粉及制品	0	薯类、淀粉及制品	50	薯类、淀粉及制品	35	薯类、淀粉及制品	10
	小吃、甜饼、速食食品	0	小吃、甜饼、速食食品	0	小吃、甜饼、速食食品	0	小吃、甜饼、速食食品	0	小吃、甜饼、速食食品	2
	干豆类及制品	35	干豆类及制品	10	干豆类及制品	10	干豆类及制品	0	干豆类及制品	0
	蔬菜类及制品	362.5	蔬菜类及制品	340	蔬菜类及制品	191	蔬菜类及制品	216	蔬菜类及制品	268
	深色蔬菜	150	深色蔬菜	165	深色蔬菜	60	深色蔬菜	45	深色蔬菜	130
	菌藻类	21	菌藻类	5	菌藻类	11.5	菌藻类	41.5	菌藻类	20.5
	水果类及制品	160	水果类及制品	160	水果类及制品	160	水果类及制品	160	水果类及制品	170.5
	坚果、种子类	6	坚果、种子类	6	坚果、种子类	8	坚果、种子类	0	坚果、种子类	6
	乳类及制品	425	乳类及制品	165	乳类及制品	190	乳类及制品	125	乳类及制品	387
	蛋类及制品	15	蛋类及制品	75	蛋类及制品	30	蛋类及制品	45	蛋类及制品	55
	肉类及制品	40	肉类及制品	25	肉类及制品	75	肉类及制品	55	肉类及制品	20
	鱼虾蟹贝类	2	鱼虾蟹贝类	70	鱼虾蟹贝类	0	鱼虾蟹贝类	0.2	鱼虾蟹贝类	101
	糖、蜜饯类	0.5	糖、蜜饯类	2	糖、蜜饯类	0	糖、蜜饯类	0	糖、蜜饯类	2.5
	油脂类	16	油脂类	9	油脂类	6	油脂类	11	油脂类	15
	调味品类	2.5	调味品类	5.5	调味品类	1	调味品类	1.5	调味品类	1.7

第三节　幼儿良好进餐习惯的培养

进餐习惯是生活卫生习惯的一个方面，幼儿对食物的偏好、摄取食物的方式以及进餐习惯会受到各种因素的影响。3～6岁幼儿是习惯养成的关键期，有些不良偏好和习惯对幼儿的成长不利，一旦形成便很难改变，甚至影响终身。因此，教师需要运用正确的方法进行引导，帮助幼儿养成良好的进餐习惯。

一、幼儿进餐前的习惯培养

（一）进餐前不剧烈运动，保持情绪的平稳、愉快

餐前准备活动的重要意义之一就是让孩子们静下心来等待进餐。为此，进餐前不能进行剧烈或激烈、兴奋的运动或游戏，要让幼儿有10分钟左右的调整时间。在激发幼儿洗手兴趣和进餐欲望的时候，要根据幼儿年龄特点和兴趣做相应调整。

进餐前，教师可以组织一些安静的活动，如讲故事、玩手指游戏、听音乐等，让幼儿保持平和的心态，安静地等待开饭。一般小班的引导语要更加形象生动，如洗手时可以说："孩子们，我们送小手宝宝去洗个舒服的澡吧！"进餐前可以说："让食物宝宝从我们的嘴巴里坐滑梯到我们的肚子游乐场里去玩吧！"而中大班在引导时可以与科学知识相结合，让幼儿有更直观的经验和感受，比如与幼儿共同讨论"进餐前的安静活动可以给小朋友带来哪些好处"，也可以找相应的教育视频或故事给孩子们看，如《吃了长个子的红色食物》《吃了有力气的黄色食物》《吃了不生病的绿色食物》《吃好了才健康的盐和水》系列书籍，为接下来的愉快进餐打好基础。

（二）餐前养成良好的卫生习惯

让幼儿知道餐前要把双手洗干净，并能用"七步洗手法"认真洗手。幼儿的思维是直观形象的，并且以无意注意为主。为此，在引导幼儿用"七步洗手法"洗手时要注意方式方法。教师可采取以下策略进行指导：

（1）环境暗示法。教师可以将形象清晰的洗手步骤图贴在水池边，提示幼儿怎样洗手。

（2）儿歌提示法。针对小班和中班初期幼儿，当集体学习洗手时，教师可以用形象的语言把书面性的语言描述展现出来，让孩子既有兴趣又能明白洗手的具体方法。例如，洗手心可以比喻成"两个朋友手碰手"，洗手背可以比喻成"你背背我，

我背背你"，洗手缝可以比喻成"来了一只小螃蟹"，洗大拇哥可以比喻成"举起两个大钳子"等。

（三）增强自我服务的能力

小中大班幼儿均可在班级设置"小小值日生"（见图 4-3），帮助教师进行餐前的准备活动，如擦拭桌面、分发餐具和主食等，意在培养幼儿的动手能力及为其他小朋友服务的能力。

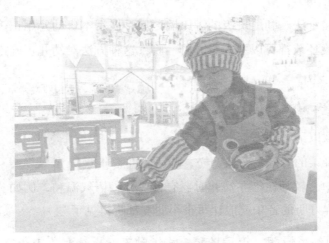

图 4-3 小小值日生

餐前准备活动的组织，在教学目标的基础上可以根据幼儿的年龄段及实际发展水平而有所侧重。例如，小班的侧重点可以是一一对应（在每个碗里放 1 个勺），中大班的侧重点可以是群数（若一桌 6 人，摆 6 个碗和 12 根筷子）。那么，对于分餐，值日生自身的清洁工作需要教师有针对性地引导和检查。

二、幼儿进餐中的习惯培养

进餐技能的学习与掌握、文明进餐习惯的养成是幼儿进餐中需要关注和培养的主要内容。具备良好的进餐习惯和技能，才叫作真正"会进餐"。

（一）进餐姿势要正确

身体坐正，双脚在自己椅子前面自然垂放，小胸脯贴桌子，一手拿勺或筷子一手扶碗。小班要关注幼儿拿勺的正确方法，中大班要关注筷子的正确使用方法。教师可采取以下策略进行指导：

（1）教师提醒法。在幼儿进餐中，教师视情况来决定采用个别提醒还是集体提醒的方式。例如，在幼儿进餐习惯养成初期，大部分幼儿不能始终保持正确的进餐姿势，这时适合集体提醒，提高声音，保证每一名幼儿都能够听到。在幼儿进餐习惯已基本养成时，个别幼儿进餐姿势仍存在问题，教师可走到幼儿身边蹲下并轻声进行提示。

（2）榜样示范法。大家共同推选出进餐姿势保持良好的幼儿作为榜样，教师引导其他幼儿向其学习。但在引导过程中，教师要注意引导语的适宜度，例如"×××小朋友是我们班的进餐小明星，我相信我们班的所有小朋友都可以像×××一样棒"等。

（3）环境暗示法。利用班级的健康墙区域，展示本班幼儿用正确姿势进餐的照片，幼儿在过渡环节都可以看一看、聊一聊，这种方法对幼儿正确进餐姿势的养成有较好的助推作用。

（二）能够安静进餐

教师可采取以下策略进行指导：

（1）播放轻柔的音乐，营造宽松、舒适的进餐环境。

（2）进餐中，教师在指导幼儿时要有针对性、语气温和，例如"我们的声音应该轻一些，这样好听的音乐就能让每个小朋友都听得见了"。

（三）做到细嚼慢咽、干稀搭配，吃饭时不发出较大的声音

教师可采取以下策略进行指导：

（1）教师提示法。教师巡视，及时用轻柔的声音进行个别提示。

（2）故事引用法。运用故事《吃东西的时候》等直观、童趣的方式，引导幼儿了解细嚼慢咽的好处。

（四）不挑食、不偏食，不浪费粮食

教师可采取以下策略进行指导：

（1）形象比喻法。此方法主要应用于小中班幼儿，教师用生动的游戏化语言播报食谱，运用形象的比喻激发幼儿的食欲。我们可以遵循这个基本原则，即将幼儿不喜欢吃的菜比喻成美妙的事物。如孩子们不喜欢吃胡萝卜，可以学着绘本《我绝对绝对不吃番茄》中罗拉哥哥的巧妙构思，将胡萝卜比喻成"太空飞船"，请孩子们尝一尝"太空飞船"的味道。

（2）循序渐进法。此方法主要针对个别挑食、偏食的幼儿，教师可以采取请孩子每天尝一小口的循序渐进的方法，再加上适时的鼓励和肯定，逐渐消除幼儿对某些食物的恐惧心理，从而达到幼儿不挑食、不偏食的目的。

（3）关注个体差异法。关注个别不会咀嚼和吞咽困难的幼儿，及时给予正确的

指导和帮助。

（4）比赛激励法。与幼儿共同商讨出"进餐小明星"的评选标准，对达到标准的幼儿给予奖励。但教师要注重幼儿自身的纵向比较，只要今天比昨天有进步就要有相应的奖励。

（5）亲身体验法。利用班级小菜园，与幼儿一起播种符合季节同时幼儿又经常吃到的饭菜的种子，如小麦、菠菜、胡萝卜等，共同照顾、管理，让幼儿切实体验播种的辛苦、知道要珍惜粮食。

（五）注意保持桌面、地面、衣服的干净整洁

教师可采取以下策略进行指导：

（1）故事引用法。给幼儿讲《漏嘴巴大公鸡》的故事，用富有童趣的方法让幼儿知道吃饭要专心、不要浪费粮食，使他们逐渐养成良好的卫生饮食习惯。

（2）对症下药法。教师通过日常观察一定可以找到不同的"漏饭"原因。情况一：幼儿吃饭不专心，边玩边吃。情况二：幼儿坐姿不正确，椅子与桌子距离较远。针对以上两种情况，教师可以在巡视过程中进行及时的语言提示。情况三：幼儿手部小肌肉发育不完全，手部控制力较弱。情况四：不会使用餐具等。针对情况三、四，教师要为幼儿提供更多使用筷子和勺子的机会。例如，针对小班幼儿，可以自制给小动物喂食的玩具，创设相应的故事情景，引导幼儿多去尝试。针对中大班幼儿，可以自制点数对应的玩具或以比赛的形式鼓励幼儿进行操作，逐渐提升幼儿使用筷子、勺子夹取东西的能力，促进其手部小肌肉的进一步发育。情况五：掉在桌子上的残渣没地方放。为避免幼儿把垃圾扔得到处都是，教师可以在桌子上放一个残渣盘，幼儿有吃剩的骨头、掉在桌子和衣服上的饭菜可以及时放到残渣盘里。尤其是吃鱼、虾、排骨等可能用到手帮忙的菜式时，可以每人发一张纸巾，方便幼儿随时保持手和嘴的干净，避免随处乱摸，造成更大面积的污垢。

（六）学会吃各种食物，比如鱼、虾等，学会自己剥各种蛋类和水果

教师可采取以下策略进行指导：在幼儿吃比较复杂的菜式时，比如鱼、虾等，教师要相信幼儿有自我保护的能力和意识，教师要做的是提示幼儿注意安全，并且时刻关注幼儿的进餐情况。在小中班阶段，可以教给幼儿正确的方法，如：吃鱼时我们可以用小手帮帮忙，一手扶鱼一手拿着勺子，一点一点从旁边把肉拨下来。引导语可以用"今天我们来比一比谁是最能干的小猫咪，看谁挑出的鱼刺最多"。当然，教师还要引导幼儿吃饭菜有先后顺序，一般应先吃蔬菜和主食再吃鱼，以防小刺随着饭菜一起吞下去。

三、幼儿进餐后的习惯培养

餐后整理和盥洗工作是幼儿园进餐活动后的主要内容。幼儿的良好习惯是从生活中的点点滴滴的小事培养起来的，因此，餐后的整理工作是幼儿自我服务意识与习惯养成必不可少的环节之一。

（一）能自主进行餐后整理和盥洗工作，学会正确的方法

餐后整理和盥洗包括清理桌面、送餐具、倒垃圾、擦嘴、漱口、刷牙、洗手等。教师可采取以下策略进行指导：

（1）技能培养法。从小班开始就可以逐步培养幼儿自己进行餐后收整工作的意识，教师要教给幼儿正确的方法。例如，桌子上的汤水类垃圾可以用桌布擦拭，擦拭时要把桌布对折3次，一只手拿着残渣盘卡在桌边，另一只手把垃圾擦到盘中。米饭菜渣类垃圾很容易沾在桌布上，所以我们可以引导幼儿用手将其捡到残渣盘里。

（2）儿歌提示法。针对小班幼儿，教师用富有童趣的儿歌教给幼儿正确擦嘴、漱口、刷牙的方法更适宜，例如："小小纸巾双手托，对准嘴巴轻轻合，擦擦折，擦擦折，攒成小球扔掉它，照照镜子看一看，擦净嘴巴笑呵呵。"

（3）值日生检查法。这种方法主要针对中大班的幼儿，他们已经对餐后整理的正确方法有一定的了解和操作经验了，并且为他人服务和自我管理的能力在逐步提升。所以值日生检查既可以达到提醒幼儿用正确的方法进行餐后整理和盥洗的目的，又可以帮助值日生增强自信心和责任感。

（二）能够选择较安静的餐后活动

教师可采取以下策略进行指导：待全体幼儿吃完饭后，可以组织幼儿餐后散步，可以带着小班幼儿熟悉幼儿园的环境，中大班幼儿可以当小小观察员，看看幼儿园的变化，观赏幼儿园里的动植物，欣赏其他小朋友的作品等。

第四节　幼儿的膳食管理

幼儿园膳食管理工作是对幼儿园的膳食工作计划、膳食供应、膳食卫生、膳食安全等进行组织、管理、检查、评价，以促进幼儿的健康成长。

一、制定幼儿膳食管理制度

在幼儿园膳食管理中，建立制度是保障幼儿园膳食工作正常开展、规范化进行

的重要因素。为了对各类工作人员的工作职责进行规范，依据《中华人民共和国食品安全法》《中华人民共和国食品安全法实施条例》《餐饮服务许可管理方法》《餐饮服务食品安全监督管理办法》《学校食堂与学生集体用餐卫生管理规定》《北京市托儿所、幼儿园卫生保健工作常规》等法律法规，制定幼儿园膳食制度。在取得餐饮服务许可证的基础上，根据园所的实际情况，建立食品安全管理制度（制度中配有食品卫生管理组织机构图）。

幼儿园的膳食制度主要包括各岗位职责、食堂管理、膳食工作流程等内容，如组织管理图、食堂管理员岗位职责、煤气灶安全使用及防火制度、食品粗加工卫生制度、食品烹调卫生制度、面点制作卫生制度、备餐分餐卫生制度、食品留样卫生制度、从业人员体检培训制度、食堂食品原料验收制度、食品库房管理制度、食品卫生管理检查制度、从业人员个人卫生制度、餐饮具洗消卫生制度、食品采购台账制度、奖励与惩罚制度、食堂卫生管理员岗位职责、采购员岗位职责、炊事员岗位职责、食堂垃圾处理制度等张贴上墙，遵照执行岗位职责确定膳食工作人员的工作任务、目标和质量标准，每个工作人员必须遵守。

二、明确人员工作职责

园领导：协助保健医监督营养管理制度的执行，协调各岗互相配合，协助保健医做好家长工作，宏观掌握园所伙食管理状况，掌握幼儿的发育及健康情况，提出指导性建议。

保健医：负责制定营养管理制度，积极参与园所营养管理工作，协助领导做好营养管理制度的监督执行。做好卫生防病、科学饮食等方面的知识宣教。指导保教、炊管工作（生活照顾和护理、食品卫生和制作质量等），随时发现问题及时纠正。每季度至少做一次营养计算，对膳食营养状况进行评价，用以调整以后的工作。就膳食营养问题与家长达成共识（沟通）。监测幼儿体格发育，对营养失衡问题（体弱、肥胖）进行分析，提出干预方案，指导干预措施落实。不断丰富知识，能将保健与教学有机结合，使得被动饮食行为变成自觉行为。

炊事人员：上岗前应当参加食品安全法律法规和儿童营养等专业知识培训。严格执行饮食卫生制度及各项要求，讲卫生（环境、个人、穿戴）。严格带量制作，保证开饭时间、饭菜制作符合幼儿年龄特点，尽可能在使用食材时减少浪费。积极参与幼儿膳食管理，经常观察进餐情况，提出改进建议。

库管人员：严格遵守库管制度，采买把关（质、量）索要证件。严格出入库记账，情况真实。保证库存食品不过期，无老鼠、蟑螂、虫子等。物品码放整齐，有标记和保质日期。每月盘库、统计各种食品用量。

财会人员：掌握伙食费用的使用，精打细算，真实记录。每月公布伙食账目，计算盈亏。

三、规范工作程序

肉类、水产类切洗规范流程：洗手→检查原料质量→化冻清洗→检查案板、刀、台、盆的卫生→切配→定位存放→清理、清洗案板、刀、台、地面卫生。

配菜工序规范流程：洗手消毒→检查工器具安全→配料检查→盛装容器→定位存放。

蔬菜切洗规范流程：洗手→半成品搬运→选择→切配→浸泡→粗洗→精洗→净菜装盆→定位码放、覆膜→清理场地、器具。

烹饪加工规范流程：检查设备安全→洗手消毒→器具准备→烹调加工→盛装容器→备装运送、留样记录→清理场地、器具。

主食加工规范流程：设备安检→物料码放→洗手、器具准备→制馅、和面、淘米→成型、装盆→蒸煮→清理场地、器具。

蒸煮加工规划流程：设备安检→洗手消毒→半成品运送→蒸煮→定位码放→设备运输→清理场地、器具。

餐具清洗消毒规范流程：除残渣、清洗浸泡→消毒池消毒→流动水冲洗→餐具码放整齐→消毒柜消毒→保洁柜存放。

四、成立膳食委员会

成立由园长、后勤主任、保健医、教师代表、食堂人员、财务人员及家长代表组成的膳食委员会，研究、解决幼儿膳食中存在的问题，总结经验，不断提高幼儿膳食质量，保证幼儿营养健康，监督管理幼儿膳食。要求：每月召开一次膳委会，并对参加会议人员的姓名、职务以及开会时间、议题、决议、发言人姓名、发言的主要内容等进行记录。做到有项必填，在营养计算月后的膳委会上要有体现。会议记录用电子记录并附有会议场景照片，将每名参会人员的意见集中形成决议。各岗位将决议的内容带回并执行，由后勤主任负责监督食堂整改。膳委会成员需监督将工作人员膳食与幼儿膳食分开。

五、签订采购合同

食品应在具有食品生产许可证或食品流通许可证的单位采购，食品进货前必须查验及索票索证。为了进一步加强食品卫生安全管理，切实保障在园师生的身体健康和生命安全，根据《中华人民共和国食品安全法》《学校食堂与学生集体用餐卫生管理规定》《学生集体用餐卫生监督办法》等法律法规，结合园所实际，经甲乙双方协商，本着平等自愿和诚实守信的原则，签订采购合同。

第五节　幼儿园食品卫生管理

幼儿园食堂应加强饮食卫生管理，保证食品卫生，防止食品污染和有害因素对幼儿的危害，保证幼儿身体健康，杜绝食源性疾病的发生。

一、食堂人员卫生要求

保持良好的个人卫生习惯，坚持个人卫生四勤（勤洗手剪指甲、勤洗澡理发、勤洗衣服被褥、勤换工作服），做到个人卫生整洁。在食品处理区内不得出现抽烟、饮食及其他可能污染食品的行为，个人衣物及私人物品不得带入食品处理区。制作食品时应穿戴干净的工作服、工作帽，头发不外露，不留长指甲，上班不戴戒指、耳环、手表等饰物，不涂指甲油。食堂人员禁止穿工作服如厕。

食堂工作人员持证上岗，每年至少进行一次健康检查，必要时接受临时检查；新参加工作和临时参加工作必须进行健康检查，取得妇幼保健院和疾控中心的健康证明后，方可上岗接触食品（原料）及食具消毒工作；每日如实向食堂晨检管理人员汇报自己的健康状况，填写晨检表；制作食品时不做有碍卫生与服务形象的动作，如抓头发、剪指甲、抠耳朵、伸懒腰、剔牙、揉眼睛等，打哈欠、咳嗽或打喷嚏时要用手帕掩住口鼻。

二、食堂库房卫生要求

对采购的食品及原料认真验货，做好入库登记，验收合格后方可入库保存；对不符合卫生要求的食品及原料拒收入库。收集入库食品的索证材料，按食品类别将索证材料分类存档、登记台账。贮存食品的场所、设备保持清洁，无霉斑、鼠迹、苍蝇、蟑螂。食品库房内不得存放杀鼠剂、杀虫剂、洗涤剂、消毒剂等有毒、有害物品及个人生活用品。食品及食品原料分类、分架存放，距离墙壁、地面均在10厘米以上（见图4-4、图4-5）。

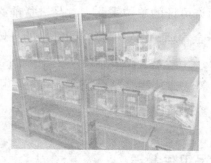

图4-4　副食库房分架存放

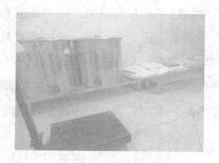

图4-5　主食库房隔墙离地

货架上的每类每批食品都应标明产品名称、供货商、采购日期、产地、进货量、规格、包装形式、生产日期或批号及最终保质时限（见表4-17）。

表4-17　　　　　　　　　　　　　　　　库房货架标签

产品名称：	
供货商：	采购日期：　　　年　　月　　日
产地：	进货量：
规格：	包装形式：瓶、袋、散装、其他
生产日期或批号：	最终保质时限：

做到账、标签、物相符，挂牌存放，先进库的先出库。存放的散装食品及原料应有盛器或包装，定型包装食品应有完好、清晰的出厂标识。禁止存放无标识及标识不完整、不清晰的定型包装食品及食品原料。经常检查所存放的食品及原料，发现有霉变或包装破损、锈蚀、鼓袋等感官异常、变质时，做到及时清出，清出后在库房的专用区域内落地容器中另放，并标明"不得食用"等字样，及时销账、处理、登记并保存记录。冷藏、冷冻设施运转正常，温度达到相关要求。冷藏、冷冻柜（库）应有明显的区分标志，应设有外显式温度（指示）计。冷藏温度范围为0℃～10℃，冷冻温度范围为-20℃～-1℃。

三、食品卫生质量要求

食品进货必须索证索票，严格把好食品采购关，证票包括食品流通许可证（商场）、食品卫生许可证（厂家）、营业执照（复印件上需要法人签字"此复印件与原件一致"并盖章）、动物产品检疫合格证明、购货凭证。禁止加工变质、有毒、不洁、超过保质期的食物。禁止提供生冷拌菜。存放时间超过两小时的熟食品，需再次利用要充分加热，加热前应确认食品未变质，中心温度应当高于70℃。未经充分加热的食品不得食用。

食品留样要求：按品种分别盛放于清洗消毒后的密闭专用容器中，冷藏条件下存放48小时以上。每个品种留样量不少于100克。

四、食堂餐具消毒要求

盛放冷荤及烹饪、加工好的直接入口食品的盆、盘、碟、碗等容器，在盛放直接入口食品前必须洗刷、清洁并进行有效的消毒。清洗消毒设备设施的大小与数量应能满足需要，餐饮具应首选红外线方法进行消毒，因材制、大小等原因无法采用的除外。餐饮具洗涤消毒池严格专用，明确标识洗涤池、消毒池、清洗池。

严格餐具使用后洗净、用前消毒原则，专人负责并做记录（见表4-18）；已消毒与未消毒的餐具分开存放，并在餐具储存柜上做出明显的"已消毒""未消毒"标记；消毒后的餐具放入密闭保洁柜中储存，分类摆放、整洁有序；餐具保洁柜定期清洗、保持洁净；保洁柜内严禁放杂物及个人用品；从餐具、容器上清除下来的废弃物以专用带盖容器盛放，做到废弃物不暴露、不积压、不外溢，容器外观清洁。

表 4-18　　　　　　　　　　　消毒记录表

日期	消毒物品				负责人
	水杯	牙杯	水壶	餐具	
月　日					
月　日					
月　日					
月　日					
月　日					
备注	水杯 6：00—7：00 消毒		牙杯、水壶 12：10—13：10 消毒 餐具 17：30—18：00 消毒		

学生实训

实训地点：教室、实训室、幼儿园。

实训内容：

1.学生走进幼儿园进行实习，以保育员或者教师的身份选择一个营养教育的主题对幼儿进行营养教育活动。

2.学生以小组为单位，根据查找的幼儿营养需求与知识，共同编制一个食谱，并进行讲解。

课后测评

1.幼儿营养教育的主要内容是什么？

2.幼儿健康饮食习惯的培养方法有哪些？

3.幼儿膳食配置的原则有哪些？

4.如何帮助幼儿养成科学良好的进餐习惯？

5.幼儿园食品卫生管理的要求包括哪些方面？

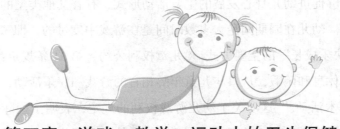

第五章　游戏、教学、运动中的卫生保健

【学习目标】

- 了解幼儿游戏活动价值，掌握幼儿游戏中的卫生保健方法。
- 掌握教学活动中包括阅读、写字与绘画、歌唱活动的卫生保健方法。
- 运用体育活动中的卫生保健知识解决实际问题。

【任务导入】

- 学生以小组的形式，利用课余时间，走进本地 1～2 家托幼机构，通过对幼儿园卫生保健人员及幼儿老师的访谈，了解幼儿在游戏、教学、体育三类活动中出现的卫生保健问题及解决策略。
- 通过书籍或者网络查找幼儿在游戏、教学、体育活动中卫生保健的相关资料，如幼儿阅读、写字与绘画、歌唱活动中出现的卫生保健问题及解决方法的案例。
- 以"体育活动中创伤的预防"为主题，每个小组做 PPT 课件，要求配上相应的图片和视频，在课堂上选派代表进行内容分享。
- 教师点评学生的小组分享，并补充幼儿体育活动中较常见的创伤及预防方法。

第一节　游戏活动中的卫生保健

游戏是能够促进幼儿身心发展的主要活动形式，有着其他类型的活动所不可替代的教育价值。幼儿在园期间绝大多数时间是在游戏中度过的，即"游戏"是幼儿"健康生活，快乐成长"的主要方式。《儿童权利公约》第 31 条规定："缔约国确认儿童有权享有休息和闲暇，从事与儿童年龄相宜的游戏和娱乐活动，以及自由参加文化生活和艺术活动。"这项关于幼儿游戏权利的规定，表明了国际社会为推动幼儿游戏权利的保障所进行的长期努力和呼吁，也体现出现代人越来越重视幼儿游戏权利的意识趋向。因此，对幼儿在游戏中的相关问题的深入探讨，是实现游戏价值的有力保障。

一、游戏的价值

游戏是幼儿自动自发的主体性活动，是融自由与安全于一体的活动。它的价值主要体现在幼儿生理、认知、社会性、情感等方面。

（一）游戏是幼儿的基本需要

精神分析学派的弗洛伊德认为由于幼儿渴望参加成人社会实践的愿望与实现能力之间的矛盾要解决，于是扮演成人、模仿成人，这些需要是与生俱来的原始的欲望，是生物本能。苏联学者则认为幼儿的游戏是在环境和教育的影响下形成的，推动幼儿去游戏的内因是幼儿发展的需要，游戏则是满足这种需要的活动。

丁海东在《学前游戏论》中根据现代动机理论的研究以及对儿童行为的观察和马斯洛的需要层次理论划分了幼儿游戏需要，认为幼儿发展的需要主要包括以下几个方面：第一层次是维持生命安全和机体生长的需要，包括身体活动需要、基本生存需要和安全需要；第二层次是认知水平的需要，包括理解环境需要、最佳觉醒水平需要和影响环境需要；第三层次是最高的水平即社会性与自我发展的需要，包括尊敬认可需要、自我实现需要和社会性交往需要。而驱使幼儿去游戏的需要正是身体活动需要、社会性交往以及自我实现需要（见图 5-1）。

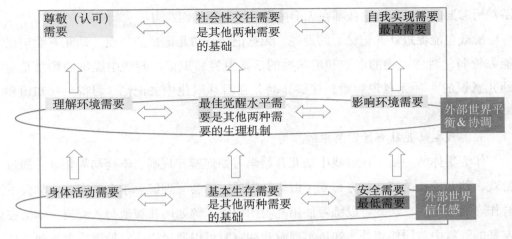

图 5-1 幼儿的基本需要

资料来源：丁海东.学前游戏论［M］.济南：山东人民出版社，2001：77.

（二）游戏促进幼儿身心的发展

1. 游戏在幼儿生理发展中的作用

在游戏中，幼儿的身体处于较积极兴奋的状态，特别是身体的肌肉以及各个器官直接参与运动和对事物的感知，游戏中儿童可以自由变换动作、姿势，可以多次重复感兴趣的动作而不受限制，可以把中枢神经系统的机能状态调到最佳觉醒水平，这些活动都促进了幼儿身体各方面的发展。

首先，游戏有利于幼儿大肌肉的发展。当幼儿在跑、蹦、跳、跃、平衡、攀登、挖掘时，大肌肉得到了锻炼，身体各部分的协调性也得到了发展。其次，游戏有助于幼儿小肌肉的发展。当幼儿玩拼图、穿珠、做手指操等游戏时，需要用手仔细、耐心地去操作物体，灵活运用自己的手指，手部的小肌肉也就得到了训练。最后，游戏有利于幼儿感觉器官的发展。幼儿能通过视、听、嗅、触、味等感觉器官在游戏中进行练习和运用，掌握新的技能，然后再对新的技能加以练习与运用，又能促进感觉器官的发展。

2. 游戏在幼儿认知发展中的作用

幼儿对事物的认识都是先从感知觉开始的，游戏能让他们获得更深刻的感知。游戏材料能为幼儿提供大量的技能训练和动手操作的机会，促进幼儿大脑发育；幼儿在不断地提出问题、思考问题、解决问题的过程中成长起来，思维变得更加成熟，对事物的认知也有了初步的印象和经验。

游戏是培养幼儿创造力的手段之一，在游戏中幼儿从单纯模仿到创造新剧情，进而推动游戏情节的发展。幼儿能按照自己的想法游戏，创造不同情景角色，制作游戏所需要的道具等，这些都在无形中提升了幼儿的创造力。

游戏也能促进幼儿记忆力的发展。无意记忆是幼儿记忆的特点。幼儿有意记忆能力较弱，对感兴趣的事物和趣味性的活动更容易识记。游戏中提供的场景是对幼儿意识的一种无意识刺激，能够让幼儿在潜移默化中去记忆、习得一些知识和经验。

3. 游戏在幼儿社会性发展中的作用

作为集体的一员，在游戏中幼儿开始学习如何遵守规则、学会与人相处。通过游戏，幼儿的社会交往能力得到了锻炼与发展，学会了理解、学会了宽容、学会了合作。通过游戏，幼儿可以练习使用礼貌用语，了解如何礼貌地与人交流，学会在友好的气氛中与同伴相处，知道出现游戏冲突时可以通过协商、轮流或者其他方法有效地解决。

4. 游戏在幼儿情感发展中的作用

游戏是一种轻松、愉快、充满情趣的活动，不仅能够带给幼儿快乐，还可以丰富和深化幼儿的情感、陶冶幼儿的性情，让幼儿建立起安全的心理环境。游戏对幼儿的情感满足和稳定具有重要的价值，如在"娃娃家"游戏中，扮演父母的幼儿体验着父母对娃娃的关心和爱护，给娃娃做饭、喂饭、穿衣服、盖被子、洗澡并送娃娃上学。随着游戏主题的发展和复杂化，幼儿的情绪、情感体验也会更丰富、更深刻。

二、游戏中的卫生保健

幼儿在园中最基本的活动就是游戏，避免幼儿在游戏中受到伤害，使其学会在游戏中保护自我是幼儿园非常重要的工作内容之一。

（一）游戏中卫生保健实施的原则

1. 适宜性原则

日本科学委员会数据表明，幼儿所占有的室外游戏空间仅是 10 年前的 1/20 至 1/10，自然游戏空间仅有 1/80，以致幼儿运动能力持续下降、肥胖儿童持续增加。由于幼儿年龄特点，在狭小的游戏空间中很容易造成擦伤、扭伤、骨折、挫伤等意外伤害。幼儿园要保证活动设施的牢固与安全，每天检查设施设备、活动场地、过道，跑道用安全性材料做成地面，注重活动前的安全教育工作和幼儿着装的安全检查，在活动过程中教师注意提醒与看护，确保体育活动设备和活动组织的安全适宜性。

2. 渗透性原则

将安全教育的目标、内容和要求有机渗透于游戏环境中。如主题游戏《过马路》，组织幼儿一起布置警告标志、禁令标志、指示标志、指路标志、旅游区标志和道路施工安全标志等交通安全标记，生成设置"马路""幼儿园""出租车停车点"等游戏主题内容，并在师生共同讨论下确定"出租车司机""停车场管理员""交通警察""行人"等角色应遵守的交通秩序，师生共同讨论、制定游戏规则，将交通安全内容渗透在游戏当中。

3. 活动形式多样性原则

幼儿游戏因内容、形式不同，在幼儿发展中的作用也不一样，因此，教师要注意活动形式的多样性。集体活动是幼儿园进行教育的主要组织形式，但这种形式有时不能满足幼儿对游戏的需求，因此应注意在教育中灵活地使用集体、小组、个别的教育组织形式。同时，教师还要针对不同的游戏形式为幼儿提供安全的场地和充足的活动时间以及与同伴、教师交流的机会，放手让幼儿自己进行操作活动、自己去探索。

（二）游戏中的卫生安全保健

1. 游戏中的生理卫生安全

由于幼儿年龄尚小，运动技能等方面发展不完善，因此对于游戏设备的设计、制造和安装等方面应当有一系列保护措施，如在可能导致跌落的游戏设备下应有保护性地面，抬高的平台和斜坡应设有栏杆等。游戏场地应保持清洁，游戏活动前可根据需要洒水或湿擦地板，以免尘土飞扬。游戏场地应平整，周围无危险物，附近也不会存在导致意外的物品。对游戏器械和设备应有严格的检查制度，注意结构体是否弯曲、松动、折断以及边缘是否隆突，尖锐器械是否破裂、松动等，并做好记录。

开展户外活动前，教师要检查幼儿的服装是否适应户外游戏的要求，确保安全。在游戏的组织安排上，要考虑空间大小、人数与游戏的密度，以免造成拥挤和冲撞。同时，教师要准确评估幼儿参与游戏的能力与水平，特别应注意不同年龄、不同身体素质幼儿之间的差异。幼儿园可以在确保所有幼儿都能参加户外活动的前提下，专门为体弱幼儿制作红色手牌、为生病初愈的幼儿制作蓝色手牌等作为提示，教师需要多给予此类幼儿鼓励与保护。

幼儿的游戏应被安排在通风良好、空气新鲜、采光或照明良好的地方进行。一些活动量大的游戏，应尽可能地安排在户外进行，让幼儿在游戏时能够获得充足的阳光和新鲜的空气。在幼儿游戏前，应根据游戏类型、内容和气温情况给幼儿增减衣物，以免着凉或受热。在户外进行冰雪游戏时，要让幼儿穿上防湿保暖的鞋子和带紧口袖的罩衣，防止幼儿因弄湿衣服而着凉感冒；游戏前让幼儿先活动身体，等待全身开始暖和时再用手接触冰雪。图5-2所示是幼儿的室内玩沙区。幼儿在玩泥、沙的游戏时，一定注意不要让幼儿把泥、沙弄到眼、鼻、耳、口中；若不慎沙土入眼时，切不可用手揉擦，以免眼结膜等受伤而引起感染。同时，儿童在游戏中使用的玩具和材料要经常消毒，以防疾病的传染。

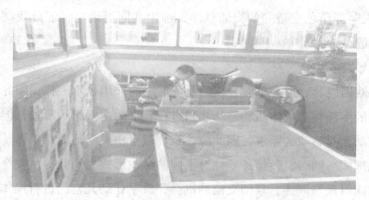

图5-2　室内玩沙区

2. 游戏中的心理卫生安全

幼儿可以通过游戏缓解来自外界的压力，避开现实生活中的紧张情境，消除内在的积郁，宣泄过剩的精力，体验愉悦的情绪，如自尊、自信、耐心、毅力、坚持性、责任感、成就感等。

幼儿教师应根据幼儿身心发展的特点来组织和安排幼儿游戏，例如，对于爱动的幼儿可以多安排他们在游戏中担任比较安静的角色（如交警、医生、门卫、木头人等），让性格比较孤僻的幼儿多参加需要与同伴合作的游戏活动等，这些有针对性的游戏可以让幼儿在愉快的情绪中逐渐形成良好的心理体验。但是，需要注意的是一定要循序渐进，否则很难取得预期的教育效果。有的老师为了使极度内向的孩子变得主动积极、提高他们的交往能力，在许多游戏中都安排他们担任"主角"，但由于其能力不足，孩子在游戏中名义上是"主角"实际上还是"配角"，这种方式对幼儿的发展是有害无益的。

第二节　教学活动中的卫生保健

一、幼儿阅读的卫生保健

《3～6岁儿童学习与发展指南》中提出要为幼儿阅读"提供相对安静的地方，尽量减少干扰"。为保证幼儿有一个安静、舒适的阅读环境，需要考虑的影响因素主要有阅读区域的光线、阅读区域的面积、阅读环境设置、声控环境、阅读习惯、阅读环境卫生、读物的选择等。

（一）影响幼儿阅读卫生保健的因素

1. 阅读区域的光线

理想的幼儿图书区域应该具备四个基本条件：安静、光线充足、在幼儿视线范围内和空间适宜。幼儿在光线太强或光线太弱的环境下长时间阅读不仅影响阅读效率，更会损害其视力。一般在建筑区旁、靠近窗户、光线充足的角落，比较适合设置阅读区域（见图5-3）。

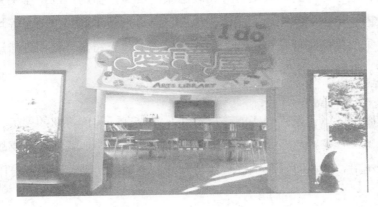

图 5-3　阅读区域

阅读区域的采光条件除了自然采光还包括人工照明。阅读书籍时人工照明要做到光线均匀、柔和、不眩目，照明度分布均匀，不能产生或少产生阴影，同时还要注意消除阅读环境的"光污染"。应充分考虑幼儿视力因素，通过栽种绿色植物、安装合适的窗帘等措施消除阅读环境中的光污染，确保幼儿视觉功能。

2. 阅读区域的面积

根据幼儿的年龄特点合理安排空间大小，避免拥挤。不同的阅读地点对面积的要求也有所不同，艾登·钱伯斯在《打造儿童阅读环境》中就提到，对于一个独立的图书室来说，它的面积要"足以容纳整个班级的空间"。这样除了可以保证整个班级同时进行阅读活动外，还可以举办一些阅读拓展活动。幼儿园阅读的区域则不宜过大，因为与图书室不同，它是一个安静看书的地方，而不能走来走去地浏览群书、找书、借书，否则太多的活动会影响其他小朋友。幼儿阅读区域的设置，还需要考虑幼儿的空间密度、相互的位置、面对的方向、紧急情况疏散的路径、取放图书对他人的影响等因素。

3. 阅读环境设置

所谓环境设置主要指桌椅、书架、工作台、地面、墙壁、悬挂物等设施。桌椅、书架、工作台的高度、大小应符合幼儿的身高特点，书籍摆放要合理，既要体现科学性，又要体现艺术性。桌椅、地面要注意保障安全，桌椅边缘要圆滑、地面要防滑。桌椅、地面、墙壁色彩应有利于营造静谧的阅读环境，有利于消除视觉疲劳。可以悬挂一些中外科学家、著名学者的画像或者阅读规则。悬挂物的大小、颜色要符合幼儿审美，体现艺术性、教育性、激励性。

4. 声控环境

阅读需要宁静的环境。在一个环境优美、宽敞而安静的阅读空间里，幼儿情绪稳定，可以不受外界干扰而把注意力集中在阅读上。因此，尽量减少噪声的产生是非常必要的，阅读区应远离表演区等比较嘈杂的区域。但噪声的产生又是不可避免的，如交谈声、走路的摩擦声、座椅碰地声、周边行驶车辆的机动声等均会影响阅读，所以要采取措施降低噪声影响，如在桌椅脚上包上布条、将户外活动时间与阅读时间错开、将阅读场所与大型活动场所隔离开等。

5. 阅读习惯

幼儿园阅读区域应设置一些能够提示幼儿养成良好阅读习惯的展板，比如爱护图书、对图书要轻拿轻放、阅读完图书请放回原位、轻轻地翻阅、不要故意撕扯损坏图书等提示语，阅读时轻声细读、保持安静，不随便走动、不追逐打闹、不打扰别人阅读。

很多幼儿阅读习惯不正确，喜欢躺着、趴着看书或行走时看书，这样看书不能保持眼与书本的适当距离，会加重眼的调节负担，很容易损害视力，引起近视。因此，要注意提醒幼儿改掉这些不好的习惯。阅读时，书本不要竖立或平放，应将书本的上端用双手扶起到自己觉得比较舒服的角度，同时头稍向前倾，但不可过于倾斜，书本与视线成直角。这样做的好处是能够使字的上、下缘与眼的距离一致，让幼儿看清字体，同时也能有效避免颈部肌肉紧张，有保护视力的功效。对于刚开始自主阅读的幼儿，要注意监督，如果发现幼儿把书平放到桌子上阅读或者竖立起来阅读应及时制止。端正坐姿，身体与桌子保持一个拳头的距离。每次阅读的时间以 10 ~ 20 分钟为宜，养成看书后到户外活动或远眺的习惯。

6. 阅读环境卫生

阅读区域要达到"六净"，即地面、墙壁、天花板、门窗、用具、灯具要净。阅读环境和材料都是公共的，所以更要保证阅读区域的卫生状况，应灵活使用自然通风消毒、化学消毒、紫外线消毒、清洗等方式，做好读物和设施的清洁工作。书柜要经常擦拭、除尘，保持清洁，摆放位置要适当。每周视天气情况把图书在户外日晒一次，时间不少于 2 小时，紫外线消毒 1 小时。

7. 读物的选择

针对 3 岁左右幼儿爱看、爱摸的年龄特点，以丰富其多种感觉为目标，可以提供一些布艺书、立体书、有声书等。这些书的内容形象生动、颜色鲜艳，能大大提升幼儿的阅读兴趣，激发幼儿的想象力。对于 4 ~ 6 岁的中大班幼儿，可以投放一些国内外绘本、古代的诗词歌赋、经典童话故事等。

（二）组织形式多样的阅读活动

1. 运用多媒体阅读活动

运用多媒体阅读活动就是把阅读和看视频动画、录音等整合的方法，让幼儿首先阅读图书，然后再听录音、看动画。这种与多媒体教学结合的方式能够加深幼儿对图书内容的感知，让幼儿感到阅读是一件非常愉快、非常有趣的事，进而喜欢阅读。

2. 开展图画故事的听赏活动

听赏活动是结合幼儿的阅读特点开展的，用辅助设备听故事（见图 5-4）。通过多种形式为幼儿讲述故事，是引导幼儿对阅读产生兴趣的有效策略。幼儿在听故事的过程中，会因好奇而喜爱上那些内容精彩纷呈的故事书，逐渐养成善于倾听的习惯，提高阅读和欣赏的能力。

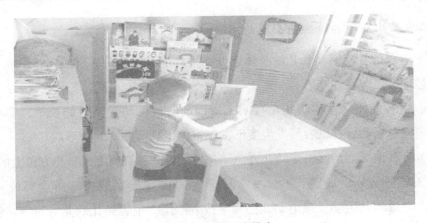

图 5-4　幼儿听赏故事

3. 集中式阅读活动

集中式阅读就是让幼儿集中在一起共同阅读，教师可以借此观察幼儿的阅读情况并予以针对性的指导。首先可以让幼儿观察、了解相关的图片，想象阅读材料的内容；紧接着教师为幼儿做示范阅读，让他们掌握正确的发音，通过惟妙惟肖的朗读引起幼儿的兴趣，再及时引导幼儿理解阅读材料的寓意；最后让幼儿练习自行阅读。

二、幼儿写字与绘画的卫生保健

（一）幼儿的前书写

幼儿的前书写是指学龄前儿童以笔墨纸砚以及其他书写替代物为工具，通过画图和涂写，运用图画、图形、文字及其符号，表达信息、传递信息，与周围的同伴和成人分享、交流其思想、情感、经验的游戏和学习活动。它可以是幼儿自发产生、自主进行的游戏活动，也可以是在成人的引导下进行的以游戏为主的学习活动。在幼儿园教学活动中，教师应有目的、有计划地引导和组织幼儿以游戏的形式感知、涂画、涂写、模拟运用文字或符号，培养幼儿的前书写能力以及与书写有关的态度、期望、情感、行为技能等。

前书写活动与正式的、系统的书写有着本质的区别。前书写不是写字，而是为幼儿将来写字、写作做准备工作。前书写技能培养是幼儿书写汉字、书写拼音的有关书法方面的基本动作、方位知觉、字形辨别、书写方式、书写习惯等的学习与培养。通过书写形式（绘画样式）的练习，向幼儿渗透有关笔画、笔顺、间架结构的知识，帮助幼儿建立上、下、左、右、里、外等空间知觉，掌握前书写技能，了解有关汉语、汉字构成和书写的基本知识，获得一些有关汉字书写的经验，为进入小学正式学习书写做准备。

（二）幼儿写字与绘画易出现的问题

（1）造成指骨畸形。幼儿的身体还处在发育期，特别是手部肌肉，幼儿手部力量运用过度会引起指骨畸形。

（2）影响脊柱发育。幼儿在写字或绘画的时候，如果坐时间长了，姿势不正确，尚未发育好的脊柱就容易发生变形，正常的生理弯曲就无法形成。

（3）容易造成混淆。由于幼儿方位知觉发展较晚，有些字极易犯方位上的错误，例如：3 常写成 ε、ω 等，6、9 常写成 ρ、q，7 会写成 Γ，8 会写成 ∞ 等。

（4）导致幼儿厌学。强迫幼儿去写字或者绘画，很容易让幼儿对写字、绘画产生不好的体验，进而导致厌学。

（5）引起近视。如果幼儿写字或者绘画的姿势不正确、时间过长，很容易引起近视。

（三）对幼儿正确的写字与绘画的指导

对幼儿书写的各项要求中，首先就是姿势。写字或绘画时坐姿要端正，手离笔尖一寸，胸离桌一拳，不歪头，眼和手保持一定距离（约一尺），本子要放正，左手按本，右手握笔。以右手写字为例，右手拇指在笔杆的左侧比食指稍靠后些，食指在前偏右，这两指紧紧夹住笔杆；中指在食指下面，用第一个关节托住笔杆，无名指和小拇指在中指之后自然地弯向掌心；笔杆向右后方倾斜紧贴在食指第三关节和虎口之间，食指和大拇指捏笔时中间呈椭圆形。写字时，手掌和手臂呈一条直线。同时，提醒幼儿不要将胸部紧贴桌子边缘，以免胸腔受到压迫。

其次，幼儿写字与绘画的时间要控制在一定范围内，不宜过长。写字与绘画是幼儿小肌肉动作主要参与的活动，是非常精细的活动，但是由于手部小肌肉发育尚不完善，长时间书写或绘画会产生疲劳，因此，持续的时间一般控制在 5 ～ 10 分钟。

再次，要让幼儿处在一个明亮、自然的环境内，光线应来自左上方，避免在纸上产生阴影，眼与纸之间保持在 35 ～ 40 厘米的距离。幼儿书写的铅笔、蜡笔或其他用具应无毒、安全，笔杆应粗细适中，避免引起指骨畸形。

最后，在要求幼儿完成一定量的书写任务时应注意寓教于乐，不要让幼儿心理负担过重。

三、幼儿歌唱活动的卫生保健

幼儿和成人的发声器官、语音条件都有很大的差别，因此，幼儿歌唱必须根据幼儿的生理、心理特点进行科学训练。

（一）幼儿歌唱存在的误区

至今还有很多教师强调幼儿用真声，这虽然可获得明亮的效果，但会对幼儿的歌唱器官造成损伤，因此，了解正确的歌唱发声状态是非常有必要的。

正确的歌唱发声状态是指有气息支持的头声歌唱状态，所谓头声歌唱就是以头腔共鸣为主体带动其他共鸣腔体的歌唱发声方法。有人将头声歌唱误解为"像蚊子叫""虚弱"。许多幼儿习惯于胸声歌唱，一旦要改为头声歌唱，就不能去追求歌唱的音量，要着重追求优美的音质，这对幼儿的生理发展也是有重要意义的。实际上，尽可能用弱声和优美的声音歌唱，能使歌唱者自然地掌握协调使用声带及其附属器官的要领。

（二）科学多样的幼儿歌唱练习方法

1. 幼儿歌唱正确的姿势

练习歌唱首先要掌握好歌唱的姿势。对幼儿来说，良好的姿势是学习歌唱的第一步，是歌唱发声的基础。良好的姿势包括：放松站立，双脚分开，腿伸直，重心放在两脚上，头要正，两手自然下垂或"两手叉腰"放在肋骨与腰之间而不要背在后面，坐着歌唱时也没必要把手放在后面。如果歌唱时加动作，应简练、利落，情绪饱满，精神集中。注意不可养成一些不良的习惯，如仰头、伸脖、凹胸、夹肩、挺肚等，如出现不正确的歌唱姿势一定要及时加以纠正。

2. 幼儿歌唱呼吸的练习方法

歌唱的呼吸不同于日常生活中的呼吸，日常的呼吸运动属于人的本能行为，而歌唱呼吸则是呼吸运动中受意识控制的呼吸。歌唱的呼吸形式是胸腹式联合呼吸：吸气时，膈膜下降，使胸腔底部向下伸展，同时两肋张开，使胸腔全面扩大；呼气时，一方面依靠胸腔本身的弹性作用和胸腔呼吸肌肉用力逐渐将肋骨拉下、使胸腔缩小，另一方面，腹部肌肉有控制地收缩，压迫胸腔内器官向上，使横膈膜逐渐抬起，以上两方面动作互相配合、共同控制气息的呼出。

幼儿歌唱呼吸的练习方法可分为无声的气息练习和发声的气息练习。

无声的气息练习：（1）"闻花"的香味。想象眼前有一盆很香的花，用鼻子尽情地闻它，以此来训练气息的自然、柔和和深度。这个练习主要体会正确的吸气。（2）拈起一张长条小纸片，深吸气后，对着纸片的一角持续地轻轻吹气，把纸片吹得持续地、有规律地颤动。吹气时间长，小腹及膈膜就会主动地控制气流的消耗，训练膈肌的控制能力。这个练习主要体会正确的呼气。（3）喘气法。胸部平稳，小腹提气，用横膈膜跳动的办法，不断地做出"呼气""吸气"的动作，使气息不断短促、轻微地进进出出。这种强化呼吸的方法，意在训练膈肌和腹肌。（4）可以做一些打哈欠、叹气、伸舌的动作。这些无声的练习既不损害幼儿的嗓子，又能对歌唱的气息、状态及喉舌肌肉的运动机能进行有效训练。

发声的气息练习：（1）深吸气双唇打"嘟噜"。用均匀、平稳的气息吹动轻闭的双唇，使之持续颤动，发出连贯、持久的"嘟噜"。练习的目的是调整胸部和喉咙的紧张状态，锻炼膈肌和两肋对气息的均衡控制。（2）气泡音。即从喉部发出均匀、微弱、连续不断的像水泡样的声音。练习时身体保持正确的呼吸姿势，头要端正，口腔及喉部肌肉、下颌口唇要放松，上唇及软腭上抬，舌根上举，用少量微弱而均匀的气息平稳地开口发"a"音，轻缓并尽可能延长，注意呼吸时不能将肩提起。

3. 幼儿歌唱发声的练习方法

进行科学的幼儿歌唱发声练习，教师首先要判断幼儿歌唱声音正确与否。幼儿歌唱不正确声音的主要特征包括：（1）粗杂喊叫声；（2）带有"气息声"与"嘶哑声"；（3）刺耳的声音；（4）捏着嗓子的声音；（5）小孩喉咙大人腔。幼儿歌唱美好声音的主要特征包括：（1）清澈干净且没有浑浊的声音；（2）丰满优美且轻快的声音；（3）从口腔前方发出的带有共鸣的声音；（4）能保持极弱的声音；（5）能唱出和谐多声部的声音。

幼儿的头声不是假声，它们的区别在于声带振动的部位不同。头声的发声训练方法主要有：首先，可以不把头声与假声分开来考虑。用两个 P 来发声，高音就只有假声的音色，所以可以从假声入手来训练幼儿的头声。其次，训练时特别值得注意的是用弱声进行训练。用弱声进行训练，声带的状态和头声的唱法很接近；用强声进行训练，声带的状态和胸声的唱法很接近。最后，发声练习选用下行音阶，由高往低半音半音地练。这个方法主要是为了避免低声的胸声，是掌握头声唱法的要领。

4. 幼儿歌唱训练的注意事项

幼儿身体幼小，发声器官质地脆弱，音域较窄，肺活量小，气息短而急促，难以像成人那样很好地控制自己的情绪。幼儿在未受到专业的训练之前，不能大声歌唱，需采用极弱的音量去练习。

童声歌曲选择，必须适合幼儿不同的年龄和心理、生理的特点，要有针对性、因材施教，一定要注意重点抓节奏音准。幼儿园的钢琴要调准，不可用不准的琴教幼儿唱歌。

单纯的技能训练是枯燥无味的，幼儿很难接受。可以把歌唱的技能训练编入游戏中，让幼儿在游戏中学到歌唱的技能。特别要加强幼儿口腔舌头的训练，为今后的歌唱打下良好的基础。同时，也要处理好技术和艺术之间的关系，不能把歌唱当作单纯的技术训练，而要把艺术放在首位，更多地让幼儿体会音乐带来的快乐和美。

第三节　体育活动中的卫生保健

在幼儿园的各种活动中，体育活动因其对幼儿身心发展的独特作用而占有重要地位。因此，体育活动中的卫生保健对幼儿来讲也是十分重要的。

一、体育活动对幼儿生长的影响

（一）对心血管系统功能的影响

适当的体育活动，可以改善幼儿的心血管系统机能，使心率减缓、心室壁增厚、心室腔增大，增强心脏收缩力。在幼儿园体育活动中，幼儿运动时即刻的心率最好保持在 140～190 次/分钟，同时，也要避免幼儿长时间的精神过度紧张，减少幼儿心脏负担，做到劳逸结合，达到更好的锻炼效果。

（二）对骨骼发育的影响

体育运动，可以改善血液循环，让骨组织得到更多的营养；同时，运动对骨骼能起到机械刺激作用，促进骨骼生长。鼓励幼儿多参加体育运动，可以有效地提高幼儿的身体素质。但是幼儿的骨骼尚未发育完全，在给幼儿制定活动的内容时，一定要考虑到幼儿的身体情况、骨骼发育的程度，否则可能会损害幼儿的骨骼或者肌肉。

（三）对神经系统功能的影响

体育活动能促进幼儿神经系统的发育，活动中机体各部分的协调运动都是在神经系统统一控制和调节下进行的，因此，幼儿在进行体格锻炼的同时，神经系统也得到了锻炼。例如：体操可使幼儿从无秩序的动作逐步形成和发展为分化的、有目的的、协调的动作，这也是对神经系统的调节。

二、体育活动遵循的原则

幼儿园每天都有不少于 1 小时的体育活动或体能活动，实施体育活动对幼儿的健康促进有着不可替代的作用。对于幼儿教师来讲，了解和掌握幼儿体育活动的卫生保健要求是十分必要的。

（一）循序渐进性原则

循序渐进性原则是指体育活动的目标、内容、方法和运动负荷等必须根据幼儿对事物的认识规律、动作技能形成规律和生理机能的负荷规律，有计划、有步骤地逐步提高要求。进行体育活动时，当幼儿机体对一定运动负荷产生适应之后，这种负荷对幼儿机体的刺激会变小，此时，可以适当增加练习时间和练习次数，让幼儿机体产生新的适应。但运动负荷的增加要由小到大逐步提高，体育活动的开始阶段或中断锻炼后再恢复锻炼时，强度宜小，时间宜短，不要急于求成。这样幼儿身体在不断适应的同时，体质逐步得到增强。体育活动只有遵循幼儿生理、心理发展的基本规律，根据其健康状况，科学地安排适宜的运动负荷和练习内容，才能获得良好的锻炼效果。

（二）个体差异性原则

个体差异性原则是指在锻炼过程中，要根据幼儿自身的特点去安排适合其锻炼的方法、内容和运动负荷。每个参加活动的幼儿的年龄、身体等情况都不尽相同，因此应根据幼儿身体状况进行正确评估，按个体差异选择适合其运动的锻炼方法。贯彻这一原则，需要教师清楚掌握幼儿身体状况，需要对幼儿身体的形态、机能、素质和运动能力等进行测量和评价，在取得一定数据的基础上，提出幼儿可以进行的锻炼方法。例如：对于心肺功能较差、跑的能力不强的幼儿，就应该针对其实际情况，在活动中选择适合其运动量的项目。

（三）全面性原则

全面性原则是指幼儿通过体育活动使身体形态，各个部位、各器官系统的机能，身体素质和活动能力都得到全面而和谐的发展。体育活动，不仅应包括不同身体部位的活动，更重要的是应包括多种项目和不同性质的活动，进行全面锻炼。身体各系统都是相互联系、相互制约的，身体某一方面的发展必然会影响到其他方面的发展。幼儿期为身体快速生长的阶段，具有非常强的可塑性，因此，在体育活动中贯彻全面性原则尤为重要。

（四）日常性原则

日常性原则是指经常进行身体锻炼，使之成为日常生活中的重要内容。如果锻炼时间间隔很久，后一次锻炼时，前一次锻炼的痕迹已经消失，就失去了累积性的影响作用，效果也就很小甚至不起作用。因此，幼儿在日常生活中应经常进行体育训练。幼儿在进行走、跑、跳跃、攀爬等运动时，教师应适当加以指导，提高活动难度或者加强技巧练习。这样不仅有利于幼儿运动技能的形成和提高，还可以改善幼儿身体各组织系统的机能。

三、体育活动中的卫生安全

对幼儿来说，体育活动是幼儿经常参与且伴随较高安全问题发生的活动。了解体育活动实施的常见途径、重视体育活动中的"三浴"及如何科学地指导幼儿进行体育活动、关注体育活动中常见的一些卫生安全问题并及时解决，让幼儿安全地参与体育活动，显得尤为重要。

（一）开展体育活动的途径

1. 正规性体育活动

正规性体育活动主要指教师组织的有目的、有计划的集体活动，比较注重幼儿动作与技能的训练，如培养幼儿的平衡、钻、爬、跳跃、投掷、攀登、走、跑等能力，其目的性、计划性较强。教师主要采取讲解示范、评价等方法让幼儿明确活动目的，幼儿按教师的要求去完成某种活动，从而达到锻炼身体和提高身体机能的目的。

2. 非正规性体育活动

在非正规性体育活动中，以幼儿的自由活动为主，教师适时采用个别辅导和小组指导的方法，随机性较强，没有针对性。在非正规性体育活动中，幼儿能够主动、积极地参与活动，可按自己的意愿选择活动内容、选择活动方法和自由组合活动的伙伴。教师可根据幼儿的兴趣将活动区域进行划分，如果幼儿比较喜欢踢足球、打羽毛球等活动，可以把活动场地划分出若干个活动区，如器械玩具区、踢足球区、打羽毛球区、跑步区、跳绳区、踢毽区等。

（二）体育活动中的"三浴"

科学、合理地利用阳光、空气和水这三个最佳自然条件，让幼儿接受阳光、空气、水进行"三浴"锻炼，感受自然因素及冷、热的不同刺激而形成条件反射。这样有利于改善幼儿体温的调节能力，让身体与外界环境的变化保持平衡，增强身体的耐受力和对疾病的抵抗力。特别是在冬天进行"三浴"锻炼，不仅有益于幼儿的身体健康，对其意志也是一种锻炼。

1. 日光浴

阳光中有两种光线：一种是红外线，照射人体后，能使血管扩张，增强新陈代谢，使全身感到温暖；另一种是紫外线，照射到人体皮肤上，可使皮肤中的脱氢胆固醇转变为维生素 D，而维生素 D 能帮助人体吸收食物中的钙和磷，预防佝偻病。因此幼儿园要经常进行户外日光浴。

冬季天气晴朗的时候，幼儿可露出头部、手臂、腿部等皮肤。春、秋两季要注意防风沙。夏季注意不能让幼儿的皮肤直接在日光下暴晒，这样会损伤皮肤，可以利用一些树荫让幼儿间接地接受日晒，也可以在有阳光的房间或晒台上晒太阳，但不能隔着玻璃晒太阳，因为紫外线不能穿透普通玻璃，所以隔着玻璃晒太阳对幼儿是无效的。日光浴的时间以上午 6～10 时及下午 4～5 时为宜。上午 6～10 时阳光中的红外线强、紫外线偏弱，可以促进新陈代谢。下午 4～5 时紫外线中的 X 光束成分多，可以促进肠道对钙、磷的吸收，增强体质，促进骨骼正常钙化。中午到下午 4 时，最忌长时间晒太阳，这个时段阳光中的紫外线最强，会对皮肤造成伤害。每次晒太阳的时间长短根据幼儿年龄大小而定，要循序渐进，由十几分钟逐渐增加至 1～2 小时为宜，或每次 15～30 分钟，晒一会儿就到阴凉处休息一会儿，每天数次。如发现幼儿皮肤变红、出汗过多、脉搏加速，应立即回到室内并给予其凉白开或淡盐水，或用温水给幼儿擦身。

2. 空气浴

空气中含有氧气，越新鲜的空气含氧越充足。空气浴可以提高幼儿神经和心血管系统反应的灵敏度，增强体温调节功能，同时还可增强皮肤的呼吸功能。从新鲜空气中吸入氧气，可以抑制细菌生长、防止感冒。

进行空气浴时，先让幼儿赤足运动，使内脏器官特别是与大脑有连接神经反应点的足反射区受到地面的刺激，使脚部皮肤逐渐适应地面的温度，然后让幼儿随着运动量的增加，遵循循序渐进的原则减衣服。要注意的是必须在幼儿暖身后出汗前脱衣服，顺序是先脱裤子再脱衣服直至幼儿只剩一条小底裤，使幼儿的皮肤广泛地接触空气。每次空气浴的时间，可从开始时的几分钟，逐渐延长到 10 ～ 15 分钟，最长可达 2 ～ 3 小时。空气浴最好从夏季开始，逐渐过渡到秋、冬季节，可与各种活动如游戏、体操、走路结合起来。暖空气浴为 26℃ ～ 30℃，中等温度空气浴为 21℃ ～ 25℃，凉空气浴为 15℃ ～ 20℃，冷空气浴为 6℃ ～ 14℃，一般在户外进行，特殊情况在室内进行。

幼儿最适宜的气温平均为 20℃ ～ 22℃，12℃ ～ 14℃ 的气温过低，不宜空气浴，30℃ 以上为炎热也不适宜。在整个空气浴过程中，要密切观察孩子的反应，如有皮肤发紫、面色苍白、身体发凉的情况，立即停止锻炼。空气浴要在幼儿精神饱满时进行，患病时停止。

3. 水浴

水浴主要是利用水的机械作用及温度给人以刺激，以达到锻炼的目的。一般水源高度不超过 40 厘米，以方便幼儿。活动后用干毛巾擦拭皮肤并尽快穿好衣服。水浴锻炼的方式包括：（1）温水浸浴。室温应在 20℃ ～ 21℃，水温为 33℃ ～ 35℃。每次浸浴时间不超过 5 分钟，浸浴结束再以低 1℃ ～ 2℃ 的水冲淋，随即擦干，穿好衣服。（2）冷水擦浴。冷水擦浴时应按上肢、下肢、胸腹部、背部顺序依次进行，擦四肢时应向心性进行。每次擦浴时间 5 ～ 6 分钟。擦浴完毕，穿衣休息。擦浴时室温为 18℃ ～ 20℃。（3）冷水冲淋浴。适用于 3 岁以上的幼儿。冲淋时先冲背部、两侧，不能冲淋头部，每次时间为 20 ～ 40 秒。冲淋一般在饭前或午睡后，室温应在 20℃ 以上，水温为 35℃ 左右，逐渐下降至 26℃ ～ 28℃。（4）游泳。游泳时气温不应低于 24℃，水温不低于 22℃。游泳时间从 2 ～ 5 分钟逐渐延长至每天 10 ～ 15 分钟，幼儿不得在空腹或刚进餐后进行游泳。

"三浴"锻炼必须做到循序渐进、持之以恒，可以每天开展 1 次（由班级决定在上午或下午，并在周计划表中注明），坚持才能有效。

 学生实训

实训地点：教室、实训室。

实训内容：

1. 学生自由组队，分成若干组，分别扮演教师和幼儿，模拟教师在教学过程中突发的一些幼儿卫生保健状况及解决方法。

2. 学生以小组为单位，总结教学中常见的卫生保健问题和比较普遍且常用的解决方法，并用图文形式清晰、直观地描绘出来，同学一起分享如何更好地把这些操作方法运用到实践当中。

 课后测评

1. 如何做好游戏中的卫生保健？

2. 结合实际谈谈幼儿阅读的卫生保健问题及解决方法。

3. 举例说明幼儿写字与绘画的常见卫生保健问题及解决方法。

4. 如何做好幼儿歌唱活动中的卫生保健？

5. 结合实际谈谈体育活动常见的创伤及其预防。

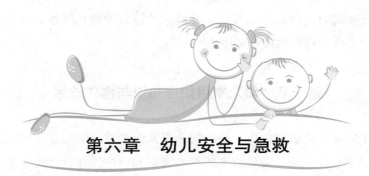

第六章　幼儿安全与急救

【学习目标】

- 了解幼儿常用护理知识与操作技术。
- 了解幼儿常用急救知识与操作技术。
- 掌握幼儿园安全工作管理相关内容。

【任务导入】

- 让学生利用课余时间，走进本地妇幼保健医院，通过咨询医生和护士，向他们学习幼儿常用护理知识和急救常识。
- 结合学前心理学与卫生学相关知识，让学生以小组为单位进行护理知识与急救常识模拟训练，掌握相应的常用知识和操作技术。如果条件允许，教师可以邀请医院医生或护士来课堂现场指导。
- 通过视频、音频、文字等相关资料，让学生进一步展开护理知识和急救常识的学习及模拟训练，并能在以后的实习和实际工作中熟练运用。

幼儿期是人生发展的最初阶段，从幼儿的发展来看，此时幼儿正处于个体生命的起步阶段，从脱离母体开始成长为独立的个体，要独自面对世界的考验。这个时期的幼儿身体基础还比较薄弱，身体各器官、组织系统发育不成熟，机体组织还很柔弱，机能还不完善。因此，幼儿期需要成人的精心护理和照顾，成人要为幼儿的发展提供一个安全、稳定的成长环境。

第一节　幼儿常用护理知识与操作技术

当幼儿生病或不舒服时，由于年龄幼小以及语言发展限制等原因，幼儿自己往往说不清楚或不全面，这就需要成人的细心观察和呵护，并及时给予正确处理。在日常生活中，护理幼儿需要掌握一些基本的护理技能，这样不仅可以及时判断幼儿是否生病，还能在幼儿生病后加快疾病愈合速度，使其尽快恢复健康。

一、体温、呼吸、脉搏的测量

（一）体温的测量

正常幼儿体温比成人略高，且不同部位测量结果略有差异。正常体温一般为36℃～37.4℃，其波动幅度约1℃。如果体温在37℃～38.5℃，视为发热，一般不建议用药，但是，一旦幼儿体温超过39℃则是发高烧，需要借助药物进行降温处理。

判断幼儿发烧与否，成人不能随意以手或自己的额头去"感觉"幼儿的体温，必须借助体温计等工具测量，这样获得的温度才具有可参考性。一般测量体温的方法及参考范围如下：腋温（36.0℃～37.4℃）、口温（36.7℃～37.7℃）、耳温（36℃～37.4℃）、肛温（36.9℃～37.9℃）。

1. 腋温测量

腋温测量一般使用水银体温计，测量前需检查体温计有无破损、水银柱有无断裂、水银线是否在35℃以下。测量腋下温度时，要确保幼儿腋下没有汗渍，然后把水银那一端放进腋窝里，时间保持5分钟，取出体温计，读出体温计上的刻度数（取与眼睛等高处的水平线位置所看到的水银柱所在温度刻度）。

2. 口温测量

口温测量一般使用电子体温计，电子体温计经过消毒后放入幼儿口中，测得当时幼儿的体表温度。电子体温计更适合7～12岁的儿童，因电子体温计的准确性受电池的影响很大，所以需多次测量取中间值。各厂家电子体温计产品性能不同，一般测量时间在1～5分钟。

测量口腔温度时也可以使用水银体温计，但是一定要注意的是给幼儿测量时必须有教师陪同。如果体温计不慎破裂或被幼儿咬碎，导致幼儿误吞水银，应立即给幼儿漱口并饮下大量牛奶或豆浆等含蛋白质较多的流食，冲淡水银带来的伤害，同时立刻将幼儿送医院救治。

3. 耳温测量

耳温测量一般使用耳温枪。耳温枪的测量部位只能是耳内，而且必须使探头与耳道形成密闭空间，婴幼儿很少能够配合。在测量之前一定要将耳垢清理一下。这种测量方法的优点是快速（约 5 秒）、方便。

4. 肛温测量

肛温体温计（肛表）一般也会使用水银体温计，其检查工作同腋温测量。测量前，需将肛温体温计的前端涂上凡士林（1 岁以下涂 1.5 厘米左右，2 岁以上涂 2.5 厘米左右）。肛温测量时间一般为 1 ～ 2 分钟，如若幼儿有拉肚子情形则不适合测量肛温。

（二）呼吸的观察

呼吸是指为确保新陈代谢的正常进行和内环境的相对稳定，机体不断地从外界环境中摄取氧气，并把自身产生的二氧化碳排出体外。这种机体与环境之间的气体交换的过程，是人体生命存在的象征。

幼儿胸腔狭窄，肋间肌力量不大，主要靠膈肌运动来完成呼吸，因此可以通过腹部起伏来观察其呼吸。健康的幼儿呼吸均匀、频率稳定且富有节奏。通过观察幼儿的呼吸，可以判定其是否不舒服或患病。观察幼儿呼吸可以观察其腹部起伏的次数，一呼一吸为一次呼吸。正常成人安静状态下呼吸频率为 16 ～ 20 次 / 分钟，节律规则，均匀无声，与心率一般维持在 1∶4 ～ 1∶5；3 ～ 7 岁幼儿呼吸频率为 22 ～ 24 次 / 分钟；年龄越小，呼吸越快，新生儿呼吸约 44 次 / 分钟。在患病状态下，呼吸可能会急促或减缓。

呼吸观察的操作步骤：

步骤一，洗手并准备所用物品（记录本或表、秒表、笔）。

步骤二，安抚幼儿，使其处于安静状态。

步骤三，一呼一吸计数为 1 次，时间为 30 秒，呼吸不规则或婴儿计时应为 1 分钟。

步骤四，评估呼吸状态并记录。

步骤五，洗手。

（三）脉搏的测量

脉搏位于浅表的桡动脉、颈动脉等，是左心室收缩、血液流经动脉时所产生的有节律的搏动。一般情况下数脉搏，选择腕部桡动脉，因为此动脉容易辨认。因脉搏容易受外界因素影响，为减少误差，应在幼儿安静状态下进行测量。

实际上，测量幼儿脉搏大有用处，可以通过数脉搏发现心率是否稳定。若有变化，无论过高还是过低，都是异常表现，应当及时就医，如若延误病情容易引发心肌炎或肺炎。

幼儿年龄越小，脉搏越快。成人正常脉动为 70～80 次 / 分钟，过高或过低都意味着心律不齐；2～3 岁幼儿约 108 次 / 分钟，5～7 岁约为 92 次 / 分钟。

脉搏测量步骤：

（1）准备工作。清洁皮肤，准备笔、秒表、记录本或表。

（2）采用合理体位，手臂放置舒适的位置。

（3）取手掌上位。以食指、中指、无名指的指端按在桡动脉表面，压力大小以能看清触及脉搏为宜。勿用拇指诊脉，因为此处脉搏容易与拇指小动脉的搏动混淆。

（4）计数。持续时间为 30 秒，结果乘以 2 即为脉率。若遇到异常情况，时间应为 1 分钟。

（5）记录并绘制脉搏于表单上，以此作为参考。

二、冷敷与热敷的应用

（一）冷敷

冷敷适合小儿一般发热时的降温处理，体温不能过高。用冷水浸湿毛巾敷在幼儿前额，也可以是颈部两侧、腋窝、大腿根等大血管通过的部位，5～10 分钟换一次。冷敷也适用于幼儿磕碰初期、没有外伤破皮的情况，用冷水浸湿毛巾或用纱布包裹冰块，敷在受伤处，仅限于 24 小时之内的磕碰伤，越早使用效果越好。

冷敷过程中需要注意：

（1）使用过程中注意观察有无皮肤变色、出现花纹或感觉麻木，如果有，应立即停止，以防冻伤。

（2）冰块融化或冷水不冷时应及时更换，注意有无漏水或移位。

（3）前胸、腹部、后颈等处禁忌冷敷，高热畏寒、对冷刺激敏感者也不适合冷敷。

（二）热敷

热敷有活血化瘀的功效，有利于血管扩张，进而促进血液循环。热敷适用于陈旧性瘀血或瘀斑不易消除时，超过 24 小时之后，此时伤患处血液黏稠，局部循环差，热敷可以起到一定的缓解作用。热敷也可用于躯体因外界降温引起的寒冷。

热敷有两种：一种是直接用热水浸湿毛巾，挤出少许水分覆盖在伤处，每隔2～3分钟换一次，每次时间持续约10分钟，每天2～3次；另一种是用热水袋（60℃～70℃为宜）或"电热宝"，敷于患处，每天3～5次，每次20分钟左右。热敷过程中随时关注幼儿的反应，防止烫伤。

热敷过程中需要注意：

（1）热水袋不能直接接触幼儿皮肤，以防烫伤。

（2）及时更换热水，以保证合适的温度。

（3）软组织受伤3天内不能热敷，面部危险三角区感染化脓时忌热敷。

（4）急性腹痛但是未明确诊断前不能热敷，以免影响诊断效果而延误病情。

三、观察幼儿的大小便

幼儿在生病或不舒服的时候，虽然自己无法表达清楚，但是如果成人细心观察还是能发现其与平时异样的情况。大小便的观察，是教师判断幼儿当日健康状态的途径之一。

（一）幼儿大便观察

幼儿排便的情况也能反映其健康状况，正常幼儿粪便颜色呈金黄色的膏状或条状。但是幼儿如果连续几天没有大便，说明有便秘情况发生，教师应督促幼儿多饮水、多吃水果蔬菜、多运动，以促进排便。

在幼儿园一日生活各环节中，教师应注意观察幼儿排便情况，随时掌握幼儿健康状况，记录每月幼儿在园排便情况（见表6-1）。如果幼儿在幼儿园有大便，由保育员负责在图中对应幼儿姓名及相应日期的表格里打√。表格一般贴在幼儿园每个班级门口，这样家长来接孩子的时候都能及时查看幼儿在园的排便情况。如果发现幼儿大便伴有酸臭味，可能是饮食过量或消化不良，应告知幼儿和家长控制饮食，少吃或不吃零食。如果幼儿拉稀便、次数增多且颜色异常，应立即请医务人员来检查或去医院就医。

（二）幼儿小便观察

幼儿排尿的数量与当日的饮食量、天气等关系密切。正常的尿液应该呈清晰透明的淡黄色。如果发现尿液颜色明显异常，说明幼儿身体在发出疾病信号，此时成人应该加以关注，及时了解幼儿身体健康状况。如果幼儿喝水不多却多次排尿，

表 6-1　幼儿在园大便次数记录表

日期 \ 姓名																							

同时伴有血尿、尿痛的现象，应怀疑泌尿系统感染，需及时请医务人员检查治疗。

四、儿童用药的护理

儿童用药的护理内容一般包括：家长或教师需要知道的用药知识、新生儿常见病用药及护理、婴幼儿常见病用药及护理、小儿常见病用药及护理等内容。

（一）专人妥善保管药品和消毒剂等危险品

在幼儿园，所有药品都要有专门的摆放位置，并由专人或值班教师负责看管，严格按照药品保管制度执行。内服药和外敷药分开摆放，严格分开并贴上标签，不给幼儿接触到药品的机会。服药前保健人员或保育员一定要仔细核对幼儿姓名、药名、药量，避免误服或过量服用。

幼儿园的危险品多指有腐蚀性的、有毒的、易燃易爆的物品或药品等，如消毒剂、杀虫剂，以及用于装修、维修的油漆和涂料。教室及盥洗室内不能随意存放这些东西，应该放在操作室的专属位置，由专人负责并落锁保管，使用时要严格记录在册，用完的瓶罐要统一回收处理，不能随意丢弃。

另外，一定要注意不能用其他口服药品的空瓶去装有毒药品，不能让幼儿独自使用或帮助教师拿这些物品，更不能让幼儿接触有毒药品以及盛有有毒药品的容器，以免发生意外。如果园内需要喷洒消毒药水，应在幼儿全部离园之后进行。

（二）保健人员负责检查幼儿用药的准确性

幼儿生病之后如果还处在恢复期，但是并不影响正常活动的情况下，家长可以带药送幼儿入园，并且将所需药物亲自交给保健人员。保健人员要核对幼儿所服药物是否对症、剂量多少，并且登记用药。登记内容具体包括：服药幼儿的姓名、性别、班级；药名、用量、服药时间及次数。保健人员登记之后分送到幼儿所在班级，由保育员专门保管，同时做好用药情况的说明登记。

（三）教师监督幼儿按时正确服药

教师应监督幼儿服药，认真做好服药记录和交接班记录，防止幼儿不肯服药、乱服药或重复服药。

第二节　幼儿常用急救知识与操作技术

幼儿教师不仅要有基本的学前教育理论知识和实践技能，还要掌握常用护理知识，特别是一些应对意外伤害的急救常识，对幼儿在园出现的意外情况进行紧急护理，保证幼儿在园一日生活顺利进行，进而保障幼儿身心全面发展。

一、急救概述

（一）急救的意义

急救，即紧急救治的意思，是人们在突发急病或意外事故时，在医护人员到达前，为抢救生命、改善病况和预防并发症所采取的初步紧急医疗救护措施，为医院的进一步救治奠定基础。

幼儿因自身器官、系统发育不完善，缺乏生活经验和安全常识，缺乏自我保护能力，因此，生活中安全隐患无处不在。比如：幼儿在上下楼梯过程中因为好奇、好动，可能会挤成一团，这样容易出现摔伤；教室内活动区角摆放的较小玩具，或者自然角中的细小种子，都有可能被幼儿放入口鼻中或者耳朵里，甚至误吞入胃里，严重的会造成窒息；患病幼儿的药品如果没有收好，也可能被其他幼儿吞食；幼儿饮水的保温桶如果温度过高，会烫伤幼儿。突发事件或意外事故会对幼儿的健康和生命造成威胁，这就需要家长和教师必须做好预防和安全教育，并掌握一些必备的急救知识，在幼儿遇到烫伤、窒息、异物入体等紧急情况时，能及时进行救护，防止更严重的事故发生，减轻幼儿的病痛，维护幼儿生命安全和健康。

（二）幼儿急救原则

对幼儿急救应遵循一定的原则，应尽最大可能保证幼儿的生命安全。

1.抢救生命，与时间赛跑

幼儿遭受意外伤害，特别是比较严重的事故，抢救生命即为急救的第一要则。如果患儿的呼吸和心跳严重受阻，最重要的就是设法暂时以人为的力量来帮助患儿，使其恢复自主呼吸。如果抢救不及时，只是坐等医生或送往医院，很有可能错过最佳救治时间，从而造成不可挽回的后果。

一般在常温下，如果呼吸、心跳停止超过4分钟，那么生命就会岌岌可危；如果超过10分钟，则可能永远无法恢复，甚至失去生命。因此，一定要现场急救，采取人工呼吸以及胸外心脏按压等措施进行心肺复苏，并持续抢救，直到医生到来。如果是大出血，就要立即止血，因为失血过多也会危及生命。

2.及时抢救，防止残疾

在意外伤害发生后，应当第一时间采取急救措施，并尽量预防并发症的发生以及可能出现的后遗症，避免因抢救不当或延误抢救时间造成残疾。如摔伤之后，应禁止挪动患儿，需要送医救治时，应用硬质板材或担架将患儿平放并运送至医院，以免损伤脊椎造成截瘫。如遇化学烧伤，伤及眼睛、食道或皮肤，现场就应立即用大量清水冲洗，避免因受腐蚀灼伤而引起的失明、失声或留疤。

3. 疏导安慰，减轻痛苦

幼儿因年龄小，突遇事故，难免惊慌失措或号啕大哭，无论身体还是心理都要经受痛苦和恐惧；若抢救不及时，可能会加重病情，甚至造成应激创伤，影响心理健康。因此在抢救过程中要尽量减轻患儿的痛苦，动作轻柔，语言温和，避免大声叫嚷，同时注意疏导、缓解患儿的紧张心理和恐惧感，必要时可以给患儿注射或服用镇痛、镇静药物。

二、心肺复苏

幼儿遭受意外伤害，一旦呼吸、心跳不规律或停止，全身各器官将会因得不到充足的血液供应而出现缺血、缺氧的情况，心脏、大脑等重要人体器官将会受到严重的损害，所以此时必须立即实施抢救。心肺复苏就是一种采用一组简单的技术操作从而使生命得以继续维持的急救方法，包括胸外心脏按压和人工呼吸。

（一）心肺复苏的意义

心肺复苏的意义不仅是使心肺功能得以恢复，更重要的是恢复大脑功能。随着科技的进步以及人们对心肺复苏的重要性的认识，已将心肺复苏扩展为心肺脑复苏。

复苏的首要问题是争取时间，时间是最初的急救措施成功与否的关键。从心跳停止到缺氧后组织受损乃至坏死的时间极短。一旦大脑缺氧超过 4 分钟，脑组织即会发生损伤，如同呼吸一样；超过 10 分钟，可能就会发生不可逆转的损害。有关资料表明：意外事故发生，1 分钟内进行心肺复苏，患者生还概率可达 90% 以上；4 分钟以内救治及时，约有 50% 以上的生还概率；4 ～ 6 分钟存活的可能性只占10%；超过 6 分钟存活率仅有 4%；10 分钟以上幸存概率几乎为零。

（二）心肺复苏的相关操作技术

心跳、呼吸骤停是临床上最紧迫的情况，针对这一情况采取的最初急救措施就是心肺复苏，以维持人体血液循环和氧气供应（见图 6-1）。因此在幼儿日常生活中，针对意外伤害事故带来的危险，掌握心肺复苏的操作技能是十分必要的。

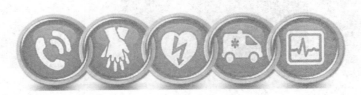

图 6-1 心肺复苏急救示意图

心肺复苏操作程序：

1. 确认"三无"（无意识、无呼吸、无脉搏）

患儿因年龄不同，判断方式也有所不同。

婴儿：拍击足跟或捏手指，若无反应也不啼哭，则可判断为失去意识；面部贴近口鼻感受有无呼吸，用手触摸肱动脉查看是否有搏动（肱动脉位于上臂内侧、肘与肩之间，稍加力度即可感受到其搏动与否）。

幼儿：可以用手轻轻拍打患儿双肩，观察其眼睛是否聚光、瞳孔是否涣散，面部贴近口鼻感受有无呼吸，用手触摸颈动脉查看是否有搏动。用食指和中指放置于颈部中部（甲状软骨）中线，手指从颈部中线滑向甲状软骨和胸锁乳突肌之间的凹陷，稍加力度即可感受到其搏动与否。

2. 再次判断幼儿是否还存在呼吸

若患儿已无意识、无呼吸、无脉搏，要立即开始心肺复苏急救操作，同时请人帮忙拨打120急救电话请求专业医务人员过来救治。可以通过以下三个方面判断患儿是否还存有呼吸：一听是否有呼吸声；二看是否胸廓起伏；三感觉是否有呼吸气流。判断时间不应超过10秒，若超过10秒，一则生命体征会失去正常活动而影响判断标准，二则会延误救治的最佳时机。

3. 体位摆放

将患儿仰卧位轻轻放置。如果需要翻动患儿，则要整体翻动，以保护颈部（见图6-2）。救治者跪至患儿右侧，使其仰头，使患儿口腔、咽喉保持笔直在一条直线上，气道通畅。

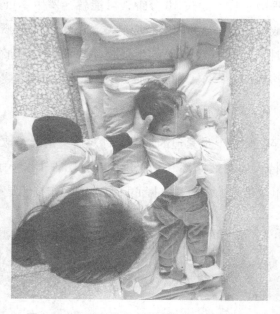

图6-2   心肺复苏前翻动患儿的方法示意图

4. 人工呼吸

在没有抢救用具的条件下，口对口人工呼吸是最简单也是最常用的有效急救办法，适用于呼吸道没有阻塞的患儿。如果患儿口腔有严重损伤或牙关紧闭不能使其张开嘴巴，则可使用口对鼻人工呼吸的方式。施救前务必清理呼吸道，保持呼吸通畅，这样人工呼吸时提供的氧气才能到达肺部，人的脑组织及其他重要器官才能得到氧气供应。

（1）口对鼻（口）人工呼吸（见图6-3）。此法在操作过程中，也可根据患儿年龄大小，分别采取不同的人工呼吸方式。救治者将患儿平放使其仰卧，然后立于一侧，深吸一口气，捏住患儿的口，往鼻孔里吹气。若患儿是婴儿，需要2～3秒吹一次气；若是幼儿，需要3～4秒吹一次气。吹气的时候不能太用力，气量太大会吹破患儿肺泡，但气量太小又没有抢救效果，以能看见其胸部有隆起弧度为宜。若不见起伏，可能呼吸道不通畅或吹气方法有问题。口对鼻吹气时，要使其口唇紧闭，以免吹气时漏气；口对口吹气时，一只手托住患儿下颌，使其头部后仰，另一只手捏紧患儿鼻孔，将口紧贴患儿的口，并均匀吹气。吹气后，把嘴松开，再压其胸部，让患儿胸部自然回缩以帮助其呼气。反复有节奏地重复上述动作，直到患儿恢复呼吸或将其送至医院。需要注意的是，如果患儿是胸骨骨折或其他不明情况，则不宜做人工呼吸，应立即采取其他有效急救措施。

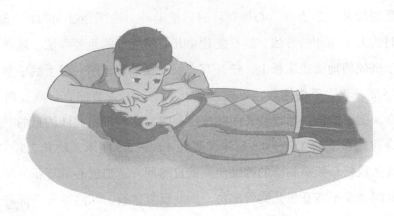

图6-3　口对口人工呼吸

（2）仰卧牵臂式人工呼吸（见图6-4）。该法是人工呼吸的另一种常用方法，特别是对幼儿，效果更加显著。由于幼儿胸壁薄，外界稍加用力按压，就能明显地看到效果。使用此方法时，首先将患儿放置仰卧位，上肢放在躯体两侧，背部垫靠柔软的衣服，使其胸部凸出、头部后仰；救治者双膝跪在患儿头部前面，握住其手腕，将其双臂向上举并向外伸展，使胸廓变大，造成吸气，然后再将双臂回拢，用其手腕按压乳房下部，造成呼气。重复上述动作，即可帮助患儿恢复呼吸。

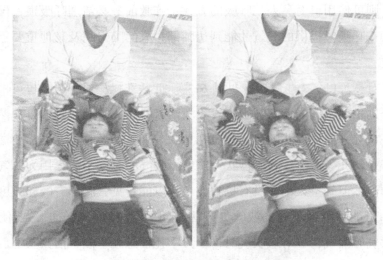

图 6-4　仰卧牵臂式人工呼吸

在进行人工呼吸急救时，要时刻注意保持患儿呼吸道畅通，防止用力过猛或吹气量过大，以免加重伤害。在患儿的死亡特征（心跳和呼吸停止、反射消失、瞳孔散大和固定等）没有完全出现之前，不应放弃急救，直至获救。

5. 胸外心脏按压（建立人工循环）

此法是指幼儿发生意外、心搏骤停时，借助外力按压心脏和胸腔，输送血液，以形成暂时的人工循环的方法。这是能让患儿心脏复苏的重要办法。施救时，应使患儿平躺于坚硬的地面或床板上，松开其衣服、腰带等，用一只手的手掌根压住患儿胸骨下半部，双手手指翘起，不接触患儿胸壁，肘关节伸直，双肩向下形成压力，有节奏地向下按压，通过胸骨间接按压心脏，达到排出血液的目的。按压时力度要适中，将胸骨下压 3.5 ~ 4.5 厘米（婴儿 1.5 ~ 2.5 厘米，幼儿 2.5 ~ 4 厘米），按压后要突然放松，依靠胸廓的弹性使胸壁自然回升，造成心脏舒张，血液再次注入心脏。其间手掌不离开患儿胸骨部位，如此反复进行。切忌患儿背部有柔软物体或在有弹性的床上进行施救，以免影响急救效果。

对不同年龄的孩子，具体操作方法有所不同。

（1）婴儿及新生儿（见图 6-5）——双手四指托住其背部，用拇指按压，或用 2 ~ 3 根指头挤压，位置在其前胸两乳头连线中间下一横指，按压时频率略快，约 120 次 / 分钟左右。

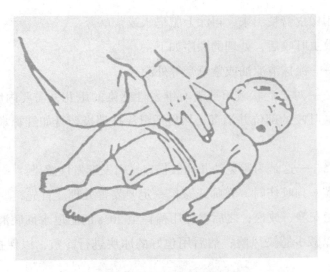

图 6-5　婴儿胸外心脏按压

（2）幼儿（见图 6-6）——单手按压，位置在其胸骨中线与胸骨下半部 1/3 交界处，按压频率为 100 次 / 分钟左右。

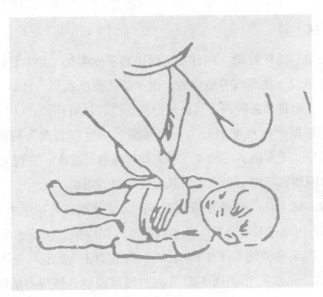

图 6-6　幼儿胸外心脏按压

三、咬伤、烫（烧）伤、咽喉异物等急救操作技术

（一）咬伤

幼儿较容易被咬伤，多见于蚊子叮咬、蜂类蜇伤、毛毛虫刺伤。被咬伤之后，轻者可涂抹风油精、清凉油或绿药膏。若被刺伤，伤口红肿疼痛难忍，可以先把刺

伤皮肤的勾刺用橡皮膏粘出来，再涂上肥皂水或紫草膏。

当幼儿被蚊虫叮咬后，处理的顺序如下：

（1）止痒——涂抹清凉油或紫草膏等外涂药。

（2）消炎——对于症状较重或者有继发性感染的患儿，需要内服抗生素消炎，同时及时清洗被叮咬的部位并消毒，然后适量涂抹消炎药膏如红霉素软膏或阿昔洛韦乳膏等。

（3）防抓挠——这是为避免幼儿抓破伤口，引发继发性感染。

当幼儿被猫、狗咬伤时，教师或家长一定要妥善处理。首先，要安慰受伤的患儿，使其尽可能安静、放松；之后立即用稀释至20%的肥皂水彻底清洗被咬伤的伤口约半小时，以减少感染风险；然后用包好的冰块进行冷敷，以保护受伤的皮肤，并立即送医救治。

一般情况下，患儿送到医院后，医生会检查并判断其是否需要接受破伤风免疫注射，或者是否需要注射狂犬疫苗。如果是被流浪的猫或狗咬伤，则一定要注射狂犬疫苗，以防万一。

（二）烫（烧）伤

幼儿好奇心重、活泼好动，在日常生活中容易发生烫（烧）伤的意外事故，主要是接触开水、热饭、热蒸汽等造成的。由于幼儿皮肤柔嫩、薄软，其遭受的痛苦要比成人更强烈，而且如果护理不当极易感染，进而加重伤势。

烫（烧）伤根据严重程度划分为三个等级。一度：表现为局部发红、表皮受损，疼痛界限明显，无水泡，一般4～5天即可痊愈；二度：表现为局部出现水泡，真皮受损，疼痛剧烈；三度：表现为皮肤全层受损，组织坏死。

避免幼儿烫（烧）伤，要做好防范工作。为幼儿准备的饮用水、饭菜和汤，要提前备好，降温后再端进教室分发。开水提前灌入保温桶，保持水温在35℃～40℃即可。盛饭时，饭菜装满幼儿手中的碗的三分之二即可，不可全满，让幼儿轻轻端起放在座位前。热水瓶和汤锅不要放在过道以及幼儿够得着的地方，避免幼儿直接接触。寄宿制幼儿园在给幼儿进行盥洗时，应注意倒热水的方式以及水温，以免烫伤幼儿。

如果已经发生烫伤，不要惊慌。首先立即远离受伤现场，并用冷水冲刷患处10～15分钟，根据受伤的不同程度及时处理。一度烫伤，一般可在园（家）中先做简单急救处理，烫伤后越早用冷水冲（或浸泡）越好，水温越低越好（不低于-6℃），浸泡时间半小时以上，然后涂上烫伤药膏，再用外用纱布包裹即可（一般四肢、躯干需要包裹）。头、颈部轻度烫伤，经过清洁并涂药后，不需要包扎，与空气接触，尽快干燥，以加快创面复原。二度及三度烫伤，如果创面部位有衣物遮挡，要尽快脱掉或局部剪开，慢慢揭起遮挡物，以免撕拉皮肤脱落，并立即用冷水冲洗。在此过程中，切勿用手揉搓幼儿的烫伤创面。如果出现红肿、水泡，不要弄破，切忌乱用外涂药物，更不能用牙膏、食用油等，会加重感染并可能会留疤，应该用干净的湿床单或毛巾包裹好，并及时送医救治。

（三）咽喉异物

因幼儿好奇心强，对细小的颗粒状东西比较感兴趣，生活中常见的珠子、玩具零部件等物体容易吸引幼儿的注意。在玩耍时，稍有不慎，这些东西可能就会被幼儿吞进口中，鱼刺、骨渣、瓜子壳等异物也有可能被幼儿吞下去。咽喉进入异物，会导致吞咽困难或疼痛，严重的甚至会引起窒息。

当咽部吸入异物时，可以采取"海姆立克急救法"，也叫海姆立克腹部冲击法（Heimlich Maneuver），是美国医生海姆立克先生发明的，也称为海氏手技。这是一种非常实用而有效的咽喉异物紧急救治办法，尤其是对婴幼儿，可以以最快的速度解除危险，最大限度地保证幼儿的生命安全。

1. 婴儿急救方法

（1）拍背。将患儿的身体扶于救治人的前臂上，头部朝下，同时用手掌将其头部及颈部固定，头部略低于躯干并轻度后仰，有利于打开气管。救治人用另一手掌掌根在患儿背部两肩胛骨之间分别向前、向下拍击5次。一般情况下，异物会冲到口腔，此时应将患儿放下呈侧卧状，迅速用手指沿着口腔较低一侧将异物取出，以免异物被再次吸入。如果仍没有吐出异物，继续重复上述动作，直至异物排出。

（2）压胸。如果用拍背的方法仍不能使异物排出，可以使用压胸法。将患儿平放在坚硬的地面或床板上，脸朝上，头低于躯干。此时救治人用其中一只手的食指和中指放在患儿胸廓下和脐上的腹部，即两乳连线中间的位置（注意不要把手放在胸骨的剑突或肋缘的位置，定位要准确），快速向上重击压迫（下压幅度2～3厘米）。当患儿能张开嘴巴大哭时，说明异物已排出。这时要将患儿改成侧卧位，防止二次吸入。操作过程中要注意力道，婴儿内脏娇嫩，不能用力过重。如果一次操作未成功，重复上述动作，直至异物排出。

如果异物始终不能排出，重复拍背和压胸动作，如有呼吸和心搏骤停，要立即进行心肺复苏。在采取抢救措施的同时要尽快将患儿送往附近医院，途中不能停止抢救。

2.幼儿急救方法

如果是 3 岁以下幼儿咽喉吸入异物，应该立即抱起，并将其放在救护人膝盖上，一只手捏住幼儿下巴，手臂贴着幼儿的前胸，另一只手托住幼儿后颈部，让其脸朝下，轻拍其背部；或救治人站在患儿身后，用两手抱紧幼儿腹部，迅速有力地向上推挤，并仔细查看其是否将异物吐出（见图 6-7）。如果仍不能顺利吐出，应立即送往医院。

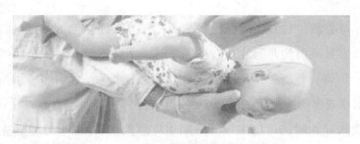

图 6-7　幼儿版海姆立克急救法

第三节　幼儿园安全

《幼儿园教育指导纲要（试行）》指出，幼儿园的安全教育要求："密切结合幼儿的生活进行安全、营养和保健教育，提高幼儿的自我保护意识和能力"，幼儿应"知道必要的安全保健常识，学习保护自己"。《3～6 岁儿童学习与发展指南》也明确指出，幼儿身心健康的重要目标之一便是具备基本的安全知识和自我保护能力。因此，在学前教育的施行过程中，我们不仅要对幼儿进行适当的安全教育，还应在幼儿园中建立相应的安全制度和措施，以保障幼儿的身心健康。保教人员应增强工作的责任心，掌握处理意外事故的基本常识，帮助幼儿形成正确的态度、养成良好的习惯，尽量避免危险的事情发生，真正实现《纲要》和《指南》对幼儿的安全要求，从而保障幼儿全面发展。

一、幼儿园安全工作概述

（一）维护幼儿安全的原则

1.防患于未然，加强预见性

在幼儿园安全工作方面，任何时候都要把安全问题放到首位，提前考虑会发生的危险，并采取相应的必要措施，把可能威胁到幼儿安全的危险因素扼杀在摇篮里，防患于未然。这是维护幼儿安全的首要原则。

2. 有序组织幼儿活动，安抚幼儿情绪

幼儿由于自控能力差，情绪容易波动。在活动过程中，幼儿情绪浮躁，可能是因为活动组织不够科学、活动环节安排不合理，导致活动顺序紊乱，这也是一种不安全因素。因此，应当建立符合幼儿身心特点的生活制度和常规，力保教学内容充实、活动组织有条不紊，营造和谐有序的氛围。

3. 提供充分的活动时间和空间

幼儿的活动时间大部分是在幼儿园度过的，在幼儿的一日生活安排中应给予充分的时间让幼儿参与活动，同时提供足够的空间，避免幼儿在幼儿园由于过度拥挤而发生危险。目前有些幼儿园因为活动场地不足而不得不取消户外活动，以此来规避幼儿安全风险，这是不可取的。

4. 教育和信任并重，处理好"管"与"放"的关系

一方面，教师在幼儿的日常生活活动及教育活动中，应当尽量让其了解更多的行为规范，加强对在园幼儿的管理和指导；另一方面，又不能限制幼儿身心发展的需求，要给予幼儿足够的自由，以活动促发展。在活动中培养幼儿自我保护能力和安全意识，教师要避免焦虑心态，不能"因噎废食"而强硬限制或禁止幼儿的自由活动。

（二）幼儿安全教育的目标、内容与方式

1. 幼儿安全教育的目标

《指南》的健康领域中指出：幼儿应具备的生活习惯与生活能力之一，便是具备基本的安全知识和自我保护能力，初步了解运动、卫生、安全与自身的关系。对幼儿进行安全教育，首先要明确安全教育的目标，依据安全教育目标制定相应的安全教育计划，在此基础上根据幼儿发展的年龄目标，有针对性地进行安全教育。

《指南》中幼儿健康领域发展的有关安全教育目标如下。

（1）3～4岁：不吃陌生人给的东西，不跟陌生人走；在提醒下能注意安全，不做危险的事；在公共场所走失时，能向警察或有关人员说出自己和家长的名字、家长的电话号码等简单信息。

（2）4～5岁：知道在公共场合不远离成人的视线单独活动；认识常见的安全标志，能遵守安全规则；运动时能主动躲避危险；知道简单的求助方式。

（3）5～6岁：未经大人允许不给陌生人开门；能自觉遵守基本的安全规则和交通规则；运动时能注意安全，不给他人造成危险；知道一些基本的防灾知识。

根据幼儿安全教育的目标，在教育过程中应结合生活实际对幼儿进行安全教育，为幼儿创设安全的生活环境、提供必要的保护措施，告诫幼儿在日常生活中学

会认识、了解周围环境中不安全的事物，不做危险的事。

2. 幼儿安全教育的内容

为了避免不必要的意外事故对幼儿造成伤害，我们在关注幼儿、保护幼儿的同时，也应教给幼儿必要的安全知识，提高其自我保护能力。安全教育的内容包括两方面：一是安全意识的培养；二是安全知识与技能的教育。

（1）安全意识的培养。

所谓安全意识，就是人们在日常社会生活中，在头脑里建立起来的安全的观念，以及对自身安全做出的反应和控制，对各种各样可能对自己或他人造成伤害的外在环境条件的一种戒备和警觉的心理状态。

幼儿的安全意识就是其对安全问题的认识和心理体验的总和。但是由于幼儿个体发育仍不完善，认知能力有限，对事物缺乏必要的判断力，当面临可能的伤害与危险时，不能及时做出反应。

加强幼儿安全意识的培养和教育，可以从以下几个方面入手：

第一，把专门的安全教育活动和常规性活动结合起来，定期开展专项安全教育活动，并将其与其他领域相融合，更重要的是要配合幼儿园常规性活动的开展。这样不但有利于保护幼儿的生命安全，还可以帮助幼儿培养良好的生活习惯和适应能力，提高幼儿在日常生活中的自我保护意识，也是遵从《指南》中健康领域发展目标的良好体现。

第二，充分调动幼儿主动活动的兴趣，以便更好地改进幼儿对待安全问题的态度，并掌握相应的安全行为。在实践中，采用幼儿更容易接受的方式进行安全教育，效果远比用简单粗暴的禁止或恐吓的方式好得多，如果不断强调幼儿被禁止的行为反而更有可能激发其好奇心，从而使得幼儿可能只记得"不要……"反而忘记了"应该要……"。安全教育必须和幼儿的生活及游戏融合在一起，让幼儿在玩耍中亲身体验什么是安全，进而慢慢形成一种安全意识以及应对危险的能力。比如，进餐的时候，教师可以先盛出来较热的饭菜，让幼儿体验一下装有热饭热菜的碗会烫手，告诉幼儿这样的饭菜不能立即吃，更不能撒出去或泼到别人身上。

第三，家园共育，充分发挥家长的作用。幼儿园和家长共同合作，对幼儿进行安全教育，保持家园教育一致性。幼儿在家庭生活或与父母外出的各种公共场合，也能遇到很多安全教育素材，比如等红绿灯、过斑马线、认识并能找到商场或超市的安全出口、认识各种安全标志灯。家长应该随时随地抓住教育机会，与孩子共同探讨安全教育素材，增加幼儿的感知，并将其慢慢渗透到幼儿的意识当中。

（2）安全知识与技能的教育。

第一，外出时要紧跟成人，不远离成人的视线，不跟陌生人走，不吃陌生人给的东西；不擅自离园，不单独外出，更不能邀请同伴一起私自外出；不在河边和马路边玩耍；学习认识交通标志，遵守交通规则，乘车时不要把头、手伸出车外，系好安全带或扶好把手；等等。

第二，认识常见的安全标识，如小心触电、小心有毒、禁止下河游泳、紧急出口等；知道玩电、玩水、玩火的危害性，不私自碰触这些东西；不摆弄电源插座以及插头和电线，不玩打火机、火柴等；学习并掌握起火、落水、触电时自救的简单技能。

第三，不允许别人触摸自己的隐私部位，遇到此类情况及时告知自己的父母。

第四，不随便捡地上的东西吃，不随便把非食物的东西放进口中并且知道不能吞吃它们；不携带小东西以及尖锐的利器等危险品；不把硬币、弹珠等细小物件放入口中；不随便乱吃药（儿童药都有甜味、与糖果味道相似，教育幼儿不能乱吃）。

第五，记住自己家庭的住址和电话号码、父母的姓名（手机号码）和单位，一旦走失时知道向成人求助，并能提供必要信息；遇到火灾或其他紧急情况时，知道要拨打119、110、120等求救电话；学会处理遭受意外伤害时自救和互救的必要常识。

第六，遵守运动和游戏规则，按顺序进行玩耍，避免碰撞；掌握正确使用大型器械的方法，遵守安全规则，不做危险动作，不推拉同伴，走路及奔跑时注意周围是否有障碍物等。

3. 幼儿安全教育的方式

对幼儿进行安全教育，主要是让幼儿能够学会怎样注意安全、保护自己不受伤害。

（1）创设运动环境，增加幼儿活动量，提升幼儿体能，避免过度保护。幼儿园应该提供各种便于幼儿锻炼身体的环境设施，并做好安全防患工作，及时检修大型玩具设施等，将意外伤害消灭在萌芽之中。同时还可以利用园中一切场地，为幼儿创造条件，提供良好的生活环境，使幼儿有足够的空间玩耍、锻炼身体。在教育过程中，应尽量开展丰富多样的体育训练活动，以增强幼儿体能。

（2）培养幼儿自护行为，使其形成自护习惯。在日常生活中应该抓住教育契机，帮助幼儿形成良好的安全行为并使之成为习惯，使幼儿能够躲避伤害。在游戏过程中，也应该探索有效方法，使幼儿遵守游戏规则，形成自我保护的习惯，并提高幼儿自我保护的意识和能力。

（3）让幼儿学习自护常识，提高自护能力。意外伤害虽不可避免，但是幼儿如果掌握了意外自护的常识，则可在一定程度上降低受伤概率，才能更好地保护生命安全和健康。

（4）使幼儿增强危险因素意识，成为独立个体的"社会人"。幼儿自离开母体，已是独立的个体。在日常生活中，幼儿园和家庭都有责任教育幼儿不做危险的事情、遵守日常生活安全制度。把幼儿当作正常的社会人，教会幼儿规避风险，避免过度保护幼儿，使其丧失基本生存能力，在意外伤害来临时不能很好地保护自己。

（5）室内外活动安全护理。活动时，保育员要关注到每个幼儿，发现幼儿身体不适时，要及时提醒幼儿暂停活动、及时休息，并根据幼儿年龄特点安排活动的内容和活动量。外出活动时，随时清点人数，保健医药箱随行，同时还要准备安全意外事故的应急处理措施。带班人员不得随意离开场地，保证班级所有幼儿在保教人员视野范围内，及时发现不安全因素，并提醒幼儿。

二、幼儿园安全工作的具体措施

幼儿活动安全包括室内安全和室外安全。要教会幼儿掌握安全行为操作技能，建立活动规则。同时幼儿园应当为幼儿提供一个安全有保障的环境，保证幼儿开心、健康、安全地在园学习和生活。

（一）室内安全

1. 幼儿园食堂、食品卫生安全

严格按照《中华人民共和国食品安全法》的规定，加强对幼儿园食堂工作管理，严格把关食品的采购和加工，不购买过期、腐烂、变质的食品，无关人员不得随意进入食堂，进入食堂需戴卫生口罩和厨师帽，加强餐具和炊具的消毒工作，严防食物中毒和经食物传播疾病，坚决杜绝"三无食品"进入幼儿园（具体内容详见第四章）。

2. 幼儿园内部建筑设施安全

幼儿园房舍要定期维修，楼房的窗户、楼梯、平台都要安装安全栅栏。楼梯每一踏步不高于12厘米，楼梯坡度小于30度，楼梯栏杆高度不低于90厘米，每根栏杆间距不超过12厘米。同时，对于楼道等容易发生事故的地方要加强安全防范措施，设置安全警示标识，如在楼梯两边画上或贴上小脚丫，提醒幼儿按顺序上下楼梯，不能在楼梯上玩耍、打闹。对于幼儿园内部的建筑环境，如房屋、场地、室外大型器械及玩具设备，应派专人定期维修、不定期检修，防患于未然。

3. 幼儿园电气消防安全

幼儿园楼道内要安装应急灯，设置紧急出口、防火门。在室内每个房间都要安装一个配电盒，并取得消防验收合格意见书。

4. 幼儿园设备配备安全

从幼儿园的安全出发，保教人员应在每日工作中仔细观察以下细节：室内玻璃是否完整，门窗插销是否能用，木制桌椅和器械是否松动；教室、卧室是否配有紫外线消毒灯；下班前电器、电源开关是否关闭，门窗是否上锁。对这些设备都进行定期检查检修，一旦发现损坏现象，一定要及时修理。若幼儿园睡眠设备中有采用上下铺的情况，应加强对幼儿进行安全教育，另外还要采取必要的防护措施，例如：幼儿入睡和起床时，增加管理人员，加强防范，在床边过道铺上较厚的地毯或软垫等，以防幼儿跌伤。

5. 幼儿园生活用品安全

将操作需要的物品及工具放在固定且幼儿无法触及的位置；拖把、抹布等物品用过之后要放到专用房间关好门并上锁；不允许幼儿进入营养师或保育员操作间；室内取暖设备要设置围栏以免烫伤幼儿；门上不能装弹簧，以免碰伤幼儿；有可能引起幼儿烫伤的开水、热饭、热粥、热汤要放在幼儿碰不到的地方。在幼儿园环境创设中，保教人员应设置相应的提示标识，以图片或文字的方式提醒和告知幼儿应注意的问题。

（二）室外安全

《幼儿园工作规程》明确规定幼儿园户外活动的时间，在正常情况下每天不得少于两小时。户外运动场地是幼儿运动的主要场所，要及时清除户外运动场地上的不安全因素，消除安全隐患。

户外活动是幼儿园经常采用的一种活动形式，比如玩大型玩具、郊游、参观、社会实践活动、文艺汇演、运动会等。幼儿园的这些大型活动一般都是集体出行，其特点是规模较大、涉及人员较多（园长、保教人员、后勤人员、家长及幼儿等）、场地空旷等，且不同于日常安全管理，容易存在较大安全隐患。因此，了解组织各种户外大型活动的安全常识，制定有效的安全防护措施，并且在实施的各环节中能够落实，是幼儿人身安全的有效保证。

1. 平常户外活动环节

户外活动时，各岗人员要分工合理、密切配合、把好各关。教师应调动幼儿情绪，让幼儿积极参与到活动中，从而使幼儿的体能得到充分发展，并激发幼儿喜欢体育活动的兴趣。活动过程中，保证队伍前、中、后都有教师。

第一步，准备工作。

（1）主班教师根据活动内容，为幼儿准备数量、大小合适的体育器械，并保证户外活动场地和器械的安全、卫生。

（2）保教人员组织幼儿进行户外活动前的准备工作，如饮水、如厕、增减衣物、整理装束等（冬季为幼儿涂护手霜）。

（3）保育员协助教师为幼儿做好场地、器械等准备工作，保证体育器械的安全、卫生。

（4）户外活动前，教师应穿上适宜的服装和鞋，以方便运动。

第二步，组织活动。

（1）主班教师根据幼儿年龄特点、体能等发展需要，选择适合的内容，组织体育活动。集体活动应在半小时左右。

（2）提示幼儿正确地使用器械，注意安全。

（3）提示幼儿分散活动中不随意奔跑、打闹，注意活动中的安全。

（4）户外活动中，时刻注意观察幼儿，及时解决纠纷。

（5）配班教师协助主班教师巡视幼儿的活动情况，发现问题及时干预，对动作发展迟缓的幼儿进行个别指导。

（6）保育员协助教师在户外活动时对幼儿进行照料，及时排除不安全因素，保障幼儿安全。

（7）照顾因身体不适等特殊原因不能参加活动的幼儿。

第三步，整理工作。

（1）主班教师组织幼儿收拾器械、整理场地。

（2）主班教师组织幼儿有序回到教室后，依次进行脱外衣、盥洗、擦汗、饮水等生活活动。

（3）配班教师协助幼儿收拾器械并摆放整齐，督促幼儿按顺序排好队。

（4）配班教师协助指导幼儿脱外衣、盥洗、擦汗、饮水等生活活动。

（5）保育员协助教师检查场地和器械的收拾、整理情况。

（6）保育员督促幼儿进行脱外衣、盥洗、擦汗、饮水等生活活动。

2. 组织户外大型活动

幼儿园在组织户外大型活动时，必须考虑园外活动是否符合幼儿安全和卫生要求，严禁参加可能危及幼儿人身安全的劳动、体育运动、商业宣传等活动。遵循安全第一的原则，执行大型活动申报制度，经上级教育行政部门批准后方可组织实施大型活动。

活动开始前夕，务必提前对场地、环境安全、行车路线、交通工具、场地设施设备、消防、安全通道等进行详细勘察，认真排查各种安全隐患。与合作单位取得联系，沟通活动方案，进行细节推敲，尽可能在可预见范围内采取必要的安全措施，制定外出活动意外事故预案，并将职责分解落实到每位管理人员，履行相应的安全保护职责。

另外要注意，尽量避免在流行病高发季节组织活动。在活动的前几天，幼儿园要用书面形式告知家长，让家长明确安全要求、协同做好安全教育工作。活动前和活动中，要向幼儿进行安全教育，增强幼儿的安全意识和自我保护能力，如遵守交通规则、不单独行动、不触摸危险设施、不吃陌生人的食品等。

活动时应有保健医及安保人员随行。组织幼儿有秩序地进出活动场所，避免踩踏事件的发生。在外就餐，需同供餐单位签订食品卫生安全责任书。场地内各方位均应设有安保人员，随时进行现场管理、服务，现场保持信息通畅。

活动结束时，教师清点幼儿人数，组织幼儿有序撤离场地或与家长做好交接。

3. 组织幼儿玩大型玩具

幼儿园大型玩具场地宽敞、设备先进且娱乐性强，能够满足幼儿好奇心，也能锻炼幼儿身体，因此深受幼儿的欢迎。但在组织幼儿玩大型玩具时，要保障幼儿安全，必须做好防护工作。

活动前，教师应仔细检查活动场地及大型玩具是否存在安全隐患、有无保护装置，清点幼儿人数，检查幼儿着装，同时检查幼儿是否携带危险物品，向幼儿交代活动规则及安全要求，提醒幼儿用正确的方法有秩序地进行游戏。

活动中，教师应做好分工，各尽其责，照顾好幼儿。严禁教师单独组织活动。活动过程中，教师也应该及时关注个别体弱、能力差的幼儿，做好个别照顾和保护。

活动结束后，教师带领幼儿做放松运动，舒缓幼儿情绪，再次清点幼儿人数、检查幼儿着装，组织幼儿有秩序地回活动室。

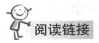 阅读链接

材料1 幼儿园户外活动安排表实例

长庆泾渭苑幼儿园户外活动安排表（春季）

月份	周次	小班（3～4岁）		中班（4～5岁）	大班（5～6岁）	
3月份	第一周	走	踮脚走、在物体上走、上下楼梯走、听口令走、曲线走、绕障碍走、顶物走、倒走	走	走平衡木、快走、倒走、踮脚走、踵脚走、持物/顶物走	综合游戏	走的系列训练、跑的练习、攀爬的练习
	第二周						
	第三周	游戏	老狼老狼几点了、炒黄豆、穿大鞋、吹泡泡、开火车		背对背夹物走、两人三足		跨大步、踩脚、甩陀螺、数星星
	第四周						

续前表

月份	周次	小班（3～4岁）		中班（4～5岁）		大班（5～6岁）	
4月份	第一周	爬	直线爬、曲线爬、绕障碍物爬、钻爬、翻越爬、背物爬	跑、爬	接力跑、绕物跑、后退跑、交叉跑、顶物跑、跨物跑、匍匐爬	跳	立定跳、双人单跳、跳高
	第二周						
	第三周	游戏	蚂蚁运粮、钻山洞、猫和老鼠、做豆腐、外婆桥、拉大锯、拍皮球	游戏	背砖、蒸馍馍、摇船、拍手歌、打沙包、拍皮球、踢沙包	游戏	跳绳、袋鼠跳、套圈、抓包、滚铁环
	第四周						体质测量
5月份	第一周	跑	听口令变速跑、交替跑、四散跑、滚滚乐	综合游戏	滚轮胎、梅花桩器械：转转车钻山洞、翻跟头夹沙包、投掷游戏	综合游戏	合作踩脚板拍球、跳皮筋跨栏投掷推小车
	第二周						
	第三周	游戏	丢手绢、老鹰抓小鸡、追球跑、开红绿灯				
	第四周						
6月份	第一周	跳	原地跳（单脚、双脚）、连续跳、听口令跳一跳	跳	单双脚跳、跳障碍物立定跳、跳格子	综合游戏	仰卧起坐
	第二周						攀爬比赛、举重训练
	第三周		袋鼠跳、小青蛙真能干、小兔采蘑菇		跳皮筋、踢毽子		匍匐前进
	第四周						踢毽子
7月份	第一周		室内游戏 综合测查		室内游戏 综合测查		室内游戏 综合测查
	第二周						
	第三周						
	第四周						

长庆泾渭苑幼儿园户外活动安排表（秋季）

月份	周次	小班（3～4岁）		中班（4～5岁）		大班（5～6岁）	
9月份	第一周	走	常规练习，练习一个跟着一个走、平衡走	走	听口令变队形	综合游戏	走的系列训练
	第二周				变方向走平衡木器械训练		跑、攀爬的练习
	第三周		绕障碍走、器械训练		踮脚走、踵脚走、持物/顶物走		器械活动
	第四周		原地踏步、听口令变队形快慢走		综合活动		拍球

续前表

月份	周次	小班（3～4岁）		中班（4～5岁）		大班（5～6岁）	
10月份	第一周	爬	直曲线绕障碍爬	跑爬	四散跑、接力跑	跳	跳绳、袋鼠跳
	第二周		游戏爬行过障碍		后退跑、绕物跑、跨物跑		器械活动
	第三周		器械综合活动		匍匐爬		单双脚跳、跳高
	第四周		背物爬、钻山洞		器械综合活动		综合活动
11月份	第一周	跑	直线跑（听口令变速）、四散跑	综合游戏	奇妙的纸棒滚轮胎梅花桩	综合活动	小蚂蚁运物（合作踩脚板）
	第二周		绕障碍物向前跑（来回）		投掷游戏		拍球、跳绳
	第三周		器械活动		推小车、钻山洞		跨栏
	第四周		综合游戏		器械活动		投掷
12月份	第一周	跳	原地跳（单脚、双脚）	跳	单双脚跳、立定跳	综合游戏	仰卧起坐
	第二周		袋鼠跳（前后跳、左右跳）		器械活动		攀爬比赛、举重训练
	第三周		器械活动		跳高		滚轮胎、匍匐前进
	第四周		单双脚变换跳		综合游戏		踢毽子
1月份	第一周	室内游戏综合测查		室内游戏综合测查		室内游戏综合测查	
	第二周						
	第三周						
	第四周						

注：每周户外活动内容可根据幼儿掌握情况增加活动强度。

材料 2　户外活动的设备设施、玩法与常规（节选）

设施材料	玩法	学习经验	游戏常规
秋千	坐着或站着摇荡	轮流等待 判断安全距离 协调动作 有节奏地运动	保持稳定的摇荡，不用时应让它停止 不玩秋千的幼儿应远离 不得在秋千未停时往下跳

续前表

设施材料	玩法	学习经验	游戏常规
滑梯	脚朝下坐着或躺着	轮流等候 体验和了解重力 能对彼此应保持的 安全距离做判断	不得带玩具等物品上滑梯 在滑梯上不得彼此推挤 要与前面幼儿保持适当的安全距离 滑下后应立即站起来离开 只能以简单安全的姿势下滑 依滑梯大小限制使用人数
跷跷板	坐在上面升高或降低	平衡感 重量的比较 了解高低 体验变化	禁止站在上面 要等双方都坐好后才开始玩，两手紧握扶手 不可将板用力碰撞地面 一个位置只能坐一个幼儿，板子中间不可以坐人 接近地面时，注意手或脚不要放在板下 从跷跷板下来时，一定要告知对面的幼儿 不玩的幼儿应远离
单杠	用手或膝吊挂 杠上回转翻身下	臂肌力 动作协调 运动知觉	每次只能一人玩 回转翻身时，最好请教师在旁协助 掌握后再独立玩
带轮玩具（手推车、三轮车、拉车）	拖拉、推或踩踏着玩	轮流等待 臂肌力 协调动作 掌握方向	在指定区域玩 不能故意推车撞人或撞物 行进时保持适当速度 玩后将车子送回停放处
躲藏的地方（小木屋、水泥隧道）	躲藏 独处 布置角色游戏	情绪的满足 分享、协作 想象、表达与表现 生活经验	依场地大小限定人数
拳击袋	击打、推	眼手协调 力量 准确性、敏捷性 发泄情绪	击打袋子时，不得故意去打别人 每次最好只有两人玩
轮胎	跳进跳出 沿轮胎边缘走、坐、滚动、踩踏等	平衡感 感知弹性、柔软性 协调动作	滚动时宜在空场地上远离别人 沿轮胎边缘走，只限一人
球	传送、滚、丢、拍、弹跳、做团体游戏	轮流、分享 视知觉与动作协调 灵敏性	宜在指定区域玩 禁止用球任意打人 如果球掉落园外，要请成人帮忙拿回

续前表

设施材料	玩法	学习经验	游戏常规
木箱、木板梯子等建构器材	自由建构（火车、桥、隧道）爬、跳、躲藏	合作计划 创造想象 操作技巧 平衡感、动作协调	建构不宜太高以免倾倒 与其他幼儿共同分享器材 当别人不玩时，才可拆掉原来的构造
沙土	自由构造 挖、倒、装入容器 堆叠、过筛、与水 混合玩、雕塑	触觉刺激 感知沙土的可塑性 容量、多少与深度 的判断 合作计划 创造想象 各种工具容器的认 识与使用	不得推人或禁止别人玩 沙土不可以朝着人扬洒或拿来吃 与其他一起玩的伙伴分享容器工具 不可将沙土搬到别处 不得将玻璃、碎纸等废物放入沙土中 依场地限定人数 玩后，将玩具放回原处，把身上的沙 土清理干净

在幼儿园，保护幼儿的生命和促进幼儿的健康应放在工作的首位，应注重对幼儿的自我保护教育。通过家园配合形成教育合力，向家长介绍一些"安全""自救"的知识，使其了解培养幼儿自我保护能力对幼儿健康成长的重要意义，增强家长培养幼儿自我保护能力的意识。家园共育，共同提高幼儿的安全意识，进而保障幼儿的生命和健康。

 学生实训

实训地点：教室、实训室。

实训内容：

1.学生以 4 ～ 5 人为一组，分成若干组，每人手里拿一个布娃娃或婴儿模型，同时进行护理模拟演练。各小组进行模拟比赛，制定好比赛规则，结束后由教师进行统一评价，并对护理操作技术不当的方法及时指出并纠正。

2.学生以小组为单位，对幼儿在园常遇到的意外事故和伤害进行模拟急救训练，然后大家一起分享如何更好地把这些急救操作方法运用到实践当中。

 课后测评

1.如何科学正确地判断幼儿体温是否正常？如何判定幼儿的呼吸频率？如何测量幼儿的脉搏？

2.幼儿皮外受伤，如何恰当使用冷敷和热敷？

3. 幼儿用药注意事项有哪些？

4. 如何对幼儿进行心肺复苏急救？

5. 幼儿被动物咬伤后如何急救？不小心烫（烧）伤如何急救？不小心吸入异物怎么办？

6. 如何做好幼儿园安全工作？

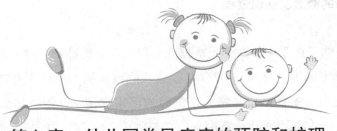

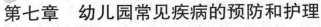

第七章 幼儿园常见疾病的预防和护理

【学习目标】

- 了解幼儿园常见疾病的发病原因及如何护理。
- 了解幼儿园常见传染病的症状及如何护理。
- 了解幼儿园一日生活中的卫生与消毒工作的具体操作方法。

【任务导入】

- 让学生以小组的形式,利用课余时间,走进1～2家本地儿保医院、幼儿园,通过对儿保医院及幼儿园保健医生、保育员的访谈,了解幼儿园常见疾病的症状和相关护理,以及如何做好相关消毒工作。
- 通过书籍或网络查找幼儿园常见疾病的预防和护理的相关资料,如疾病产生的病因、症状等。
- 以"幼儿园常见疾病的预防和护理"为题,每个小组做PPT课件,要求配上相应的图片和视频,在课堂上选派代表进行讲解。
- 教师讲评,讲解幼儿常见疾病的预防和护理,以及如何进行卫生消毒工作。

第一节　疾病

一、疾病的概念及认识过程

健康与疾病是医学中的两个重要概念，但迄今尚无准确、统一的定义。世界卫生组织把健康定义为："健康不仅仅是没有疾病或病痛，而且要有健全的身心状态和社会适应能力。疾病是机体在一定的致病因素作用下，因机体自身调节紊乱而发生的异常生命活动。"[①] 疾病病因有广义与狭义之分。广义的病因指外界客观存在的生物的、物理的、化学的、社会的等有害因素，或者人体本身的心理及遗传的缺陷，当其作用于人体，可以引起致病效应者，称为病因，或致病因素。狭义的病因指致病因子，包括生物的、物理的、化学的、心理的及遗传因子。两者之间的区别就在于广义的病因还包括自然、社会环境等因素。

人类无论是个体还是群体，自其诞生之日起始终与疾病并存，这从考古学家挖掘的具有病变的史前人类的骨骼化石上可找到足够的证据。当然这仅仅是肉眼所见的形态变化。直到 1761 年，意大利的摩根尼（Morgani，1682—1771）医生通过700 多例尸体解剖，详细记录了病变器官的肉眼变化，认为不同的疾病是由相应器官的病变引起的，由此提出了器官病因的概念。在一个世纪之后的 19 世纪中叶，随着显微镜的发明和使用，人们可以应用光学显微镜来研究正常和病变细胞的形态变化。于是，德国病理学家菲尔绍（Virchow，1821—1902）创立了细胞病因说。直到现在其理论与技术仍对医学的发展产生着影响。

（一）生态学模型

生态学模型主要针对生物与环境相互关系中的生态结构、生态功能的复杂特征，从而解释疾病是复杂的生态现象，深刻地揭示了其内在的生态机理。生态学模型将机体与环境作为一个整体来考虑，主要分为流行病学三角模型、轮状模型（见图 7-1、图 7-2）。

（二）疾病因素模型

疾病因素模型将病因分为两个层次，即外围的远因和致病机制的近因。远因包括社会经济因素、环境因素、心理行为因素和卫生保健因素，近因则主要指的是生物学因素（见图 7-3）。

---

① 王德尚.病理学［M］.杭州：浙江科学技术出版社，1998.

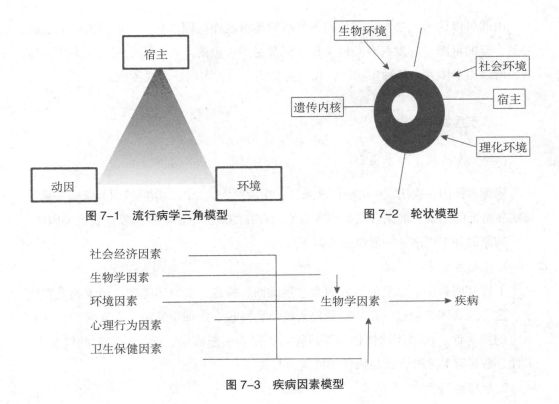

图 7-1　流行病学三角模型

图 7-2　轮状模型

图 7-3　疾病因素模型

（三）病因网模型

根据生态学模型或疾病因素模型提供的框架可以寻找多方面的病因，这些病因相互存在联系，按时间先后连接起来就构成一条病因链，多个有节点"鱼线"的病因链存在相互联系，交错连接起来就形成一张似"鱼网"的病因网（见图 7-4）。

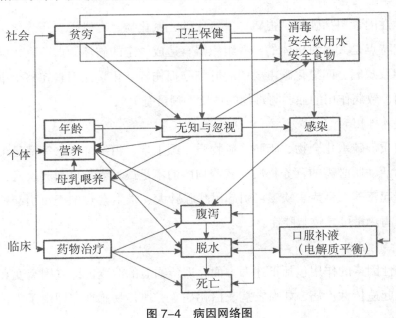

图 7-4　病因网络图

由此可以认为，与发病有关的各种事物均可看作病因，其中有的与发病有直接关系，有的可能只与发病有间接关系，但都是不可少的。各病因之间的关系十分复杂，所以当个体发生某种疾病时，我们需要多方面、多向、多线考虑。

二、疾病发生的分类

（一）根据病原种类来分

病原即病因，疾病发生的原因和条件。疾病发生的原因是指能够引起疾病并赋予该疾病特征的因素，而条件是指在致病原因存在的前提下影响疾病发生发展的因素。

病原的种类很多，一般可分为以下几类：

1. 生物性因素

生物性因素中最常见的致病因素包括细菌、病毒、支原体等病原微生物及寄生虫。这类致病因素通过一定的途径侵入机体，并在一定部位繁殖，引起病变，常有一定的特异性。病原生物体作用于机体后，是否引起疾病，除了与它们的侵袭力、毒性、数量有关之外，还与机体的抵抗力有关。

2. 物理性因素

物理性因素包括机械力（引起创伤、骨折、震荡等）、高温（引起烧伤、中暑）、低温（引起冻伤）等因素。物理性因素致病的特点是一般只引起疾病的发生，以后则由它们所引起的组织损伤决定疾病的进一步发展。物理性因素的致病作用大都没有明显的选择性，潜伏期较短或根本没有潜伏期。

3. 化学性因素

化学性因素包括强酸、强碱、一氧化碳、氰化物、有机磷农药等化学毒物。它们的致病特点是大多对机体的某些组织器官造成一定的破坏，如一氧化碳与血红蛋白结合导致缺氧、四氯化碳主要引起肝细胞损伤等。化学性因素在整个中毒过程中都起作用，致病作用的强弱与毒物的性质、剂量有关。

4. 营养性因素

蛋白质、碳水化合物、脂肪、矿物质、维生素、粗纤维和水等都是维持有机体正常生命活动所必需的营养物质。营养物质的不足或过剩均可引起疾病，如蛋白质缺乏可引起营养不良症、缺碘可引起甲状腺肿大、维生素 C 缺乏可引起败血症，而长期摄入高热量可导致肥胖症。

5. 遗传性因素

遗传性因素的作用包括下述两方面：遗传物质的改变，即基因突变和染色体变异，可引起遗传性疾病，如血友病、白化病等；遗传易感性，即由于某种遗传上的缺陷，使机体具有易患某种疾病的素质，在一定的环境因素下，可发生相应的疾病（如高血压、精神分裂症、糖尿病等）。

6. 先天性因素

先天性因素是指那些能够损害正在发育的胎儿的有害因素，而不是遗传物质的改变。例如：妇女在妊娠早期患风疹，风疹病毒损害胚胎而引起胎儿先天性心脏病；吸烟、酗酒、某些药物等因素可影响胎儿的发育，从而引起某种缺陷或畸形。

除上述因素外，个人免疫、精神、心理和所处的社会等因素在疾病的发生、发展中也起一定的作用。

（二）根据病原种数来分

1. 单纯感染

疾病是由一种病原侵袭引起的。

2. 混合感染

疾病是由两种或两种以上病原侵袭引起的。

（三）根据症状来分

1. 局部性疾病

病变主要为某一局部区域，如皮肤病、腮病和肠道病等。

2. 全身性疾病

病变影响到整个机体，如中毒、营养不良等。

（四）根据感染情况来分

1. 原发性感染

健康个体首次遭到病原侵袭而发生疾病。

2. 继发性感染

已遭受病原感染的个体再次遭到不同病原的侵袭。

原发性是相对于继发性和转移性而言的，就是说某种疾病最先发生于某个组织或者器官，对于该组织或者器官来说，该疾病就是原发的。比如，原发性肝细胞癌，就是肝细胞首先出现癌变；而继发性肝癌，则是其他部位的癌症随血流或者淋巴途径转移到肝脏，原发部位在其他组织或者器官而不在肝脏。

3. 再感染

同一种病原第二次侵袭后又使机体患病。

4. 重叠感染

第一次感染后留在体内的病原使机体再次发病。

（五）根据病情性质来分

1. 急性病

从发病至死亡时间很短（数天至 1 ～ 2 周）。

2. 亚急性病

从发病至死亡时间较长（2 ～ 6 周）。

3. 慢性病

从发病至死亡时间很长（6 周以上甚至终生）。

所以，依据疾病发生的分类标准，形成了不同的种类、性质的疾病。在本章中幼儿的疾病分类主要是依据疾病是否有传染性，将幼儿疾病分为常见疾病与传染病。

第二节　幼儿园常见疾病

幼儿生病时，不会像成人一样可以清晰、明确地告知，他们或告知不清楚，或告知不全，所以家长或教师平时应多注意幼儿的行为，如果发现有异常情况，可能就是提示幼儿发病了。

幼儿发病的一般征兆：烦躁不安，哭声异常；精神不好，疲惫；特别爱哭闹；脸色潮红或苍白；头痛或耳朵痛；皮疹；冒冷汗、打寒战；前额发冷或发热；吃饭减少；肚子痛、呕吐；大便次数、形状改变；小便量明显减少或增多，颜色改变；睡不安稳。

一、发烧

发烧是由于体内产热过多或散热过少，导致体温升高。幼儿发烧有个体差异并随着外界环境因素的变化有一些波动，正常幼儿腋下体温 36.0℃ ～ 37.4℃。临床上将发烧分为低烧、中烧、高烧、超高烧四种。低烧：37.5℃ ～ 38.0℃；中烧：38.0℃ ～ 38.9℃；高烧：39.0℃ ～ 40.0℃；超高烧：40.0℃以上。

（一）发烧可能伴随的并发症

发烧同时抽风——热惊。发烧同时流涕——感冒。发烧同时咽喉痛——咽喉炎、扁桃体炎。发烧同时疲惫——中暑。发烧同时扁桃体痛——腮腺炎。发烧同时耳朵流异物——中耳炎。发烧同时咳嗽、气喘、呼吸困难——肺炎。发烧同时呕吐、抽风、意识不清——脑炎、脑膜炎。发烧同时尿频、尿痛、尿急——尿道感染。

（二）发烧的护理

（1）休息。室内安静，温度适中，通风，衣被不宜过厚。

（2）用温水擦洗。擦拭大血管、腋窝及腹股沟。忌擦拭前胸、后背，以免受凉。

（3）饮食。流食、半流食，多喝水。

（4）退热剂。

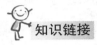 知识链接

发热护理误区

1. 孩子发热时洗澡会着凉

给孩子用温水洗澡，实际上也是一种降温的措施，医学上称为物理降温。洗澡还可以保持皮肤清洁，避免汗腺阻塞。幼儿可用低于体温2℃的温水浸泡20分钟，每天2～3次。只要不是在室温很低的房间内，洗澡后及时擦干，避免吹风，是不会着凉的。

2. 孩子发热时可以用肉汤补充营养

高热会使消化酶的活性降低而影响孩子的消化功能，此时吃油腻的食物，不仅不能吸收，反而会引起呕吐或腹泻，加重身体缺水。这时孩子应吃清淡、易消化的食物，如稀粥、菜汤、水果、鸡蛋等；另外还要给孩子提供充足的水，最好是盐水，这样一方面可补充丢失的水分和电解质，另一方面可达到降温的目的。

3. 孩子烧退就病愈了

发热只是某种疾病表现的单一症状，烧退只表明机体产热与散热的调节机制恢复正常了，并不等于疾病痊愈。只有祛除病因，从根本上纠正疾病的发病基础，才意味着疾病治愈。

4. 孩子发热就是生病了

孩子患病易发热，但发热未必就是生病了。因为孩子体温的高低受很多因素影响，如环境、活动、穿衣、测量方法等。因此，只要孩子全身情况良好，就算孩子体温暂时升高也可认为正常。但是，当孩子体温高于38.5℃时，则应引起重视。

二、惊厥

惊厥临床表现为患者突然发病、意识丧失、头向后仰、眼球固定上翻或斜视、

口吐白沫、牙关紧闭、面部或四肢肌肉痉挛或抽搐，严重者可出现颈项强直、角弓反张、呼吸不整、面色青紫或大小便失禁。惊厥持续时间数秒至数分或更长，继而转入嗜睡或昏迷状态；在发作时或发作不久后检查，可见瞳孔散大、对光反应迟钝、病理反射阳性等体征，发作停止后不久意识恢复。

（一）惊厥可能导致的并发症

高热同时抽风，抽风 1～3 分钟恢复正常——高热惊厥。没有发热却抽风——癫痫、低血糖。发热伴抽风，抽风 5 分钟以上，抽风后意识不能恢复——脑炎、脑膜炎。

（二）惊厥的护理

（1）保持呼吸道通畅。接诊人员应迅速将患儿安置到常温环境中，解开患儿的衣服，使其平卧或侧卧、头偏向一侧，及时清除其口腔、鼻腔、咽喉分泌物，防止误吸窒息。在患儿惊厥发作期应就地取材选择压舌板，如金属汤匙柄、金属直尺等，并在这些材料上缠绕多层消毒纱布后放置在患儿的上下门牙之间，防止其面肌痉挛将舌咬伤。

（2）吸氧治疗。惊厥患儿因呼吸不畅，或因发热呼吸频率增加，肺部血氧交换降低，有效血氧浓度减少。加之因发热各组织器官耗氧量增加，特别是脑组织对氧的需求非常敏感，如果脑组织缺氧可导致水肿，加大惊厥发生的概率。因此，对惊厥的患儿应给予持续高流量吸氧（3～5 分钟），确保其脑组织的有效血氧浓度的灌流量。

（3）镇静止痉（挛）。对在园内发生惊厥或送到医院时惊厥未止的幼儿，一般选用地西洋（安定），每次 0.3～0.5mg／kg 静脉推注，速度为 1mg／分钟，一般婴儿用量≤3mg，幼儿用量≤5mg，年长儿用量≤10mg，必要时 20 分钟后可重复应用 1 次。其次，苯巴比妥肌内注射，每次 10mg／kg。必要时上述两种药物联合应用。也可用 10% 水合氯醛，每次 0.5～1 分钟灌肠，必要时 30 分钟重复一次，情况紧急时也可针刺人中及合谷、涌泉、内关等穴位以止痉，或用手掐人中至惊厥停止。对于在医院外发生的惊厥而就诊时惊厥停止者，治疗主要是防止再次发作，应先降温，后祛除病因，在持续高热或发热时给予苯巴比妥肌内注射，每次 8～10mg／kg。

知识链接

孩子发生高热惊厥时，家长及教师怎么做？

孩子高烧后（大多高于 39℃）发生一次突然的抽风，我们称之为高热惊厥，表现为意识丧失、双眼上翻、牙关紧闭、四肢抽动，一般多见于 6 个月～5 岁的婴幼儿。惊厥多发生于高热时，持续时间比较短，约两三分钟。惊厥停止后，孩子也随之清醒。一般情况下，在患病的过程中只抽风1次。

（1）当孩子发生惊厥时不要急着把孩子抱起来，应将孩子迅速摆成侧卧位，避免孩子呕吐时发生窒息。

（2）迅速地将孩子的衣服解开，以便其呼吸顺畅和散热。

（3）不要口服退烧药，可在孩子肛门内放入退热栓，同时用湿毛巾擦拭孩子头颈部和四肢（注意不擦前后心）协助降温。

（4）当孩子惊厥停止后，立即送孩子去医院。如果抽风超过3分钟还未停止，不要等待，立即送孩子就近入院。

常见错误做法：

（1）惊厥发生时，用力掐人中。

孩子惊厥发生时，家长常常十分惊慌、不知所措，一些家长只是用力掐孩子的人中。这样做是不合理的，因为常常没有效果，而且还会把孩子幼嫩的皮肤掐伤。

（2）心疼孩子，不做详细检查。

孩子惊厥后，尤其是第一次惊厥的孩子，一定要做详细检查，包括头颅CT、脑电图、血常规、生化全套等，以确定病因。很多家长因为心疼孩子，拒绝详细检查。

（3）隐瞒家族病情。

高热惊厥的孩子绝大多数有家族史，就是说，这种病和遗传有很大的关系，很多孩子的爸爸妈妈小时候有惊厥的病史。但是很多人否认自己有这种病史，有所顾忌，故意隐瞒。

三、咳嗽

咳嗽是一种呼吸道常见症状，由气管、支气管黏膜或胸膜受炎症、异物、物理或化学性刺激引起，表现先是声门关闭、呼吸肌收缩、肺内压升高，然后声门张开、肺内空气喷射而出，通常伴随声音。咳嗽具有清除呼吸道异物和分泌物的保护性作用。但如果咳嗽不停，由急性转为慢性，就会给患者带来很大的痛苦，如胸闷、咽痒、气喘等。

（一）咳嗽可能导致的并发症

发热，流涕——感冒、咽喉炎、扁桃体炎。感冒后继续发热——支气管炎。不发热，呼吸困难——气管炎、哮喘。发热，呼吸困难——毛细血管炎。发热，呼吸困难，面色难看——肺炎、脓胸、支原体肺炎。呼吸困难，咳嗽似远处的狗吠——急性喉炎。突然剧烈咳嗽——可能支气管有异物。

（二）咳嗽的护理

室内清洁并保持一定的温度、湿度，通风；呼吸困难时把上身抬高；多喝水、多休息；不随意用止咳药。

四、腹泻

腹泻是一种常见症状，俗称"拉肚子"，是指排便次数明显超过平日的频率，粪质稀薄，水分增加，每日排便量超过 200g，或含未消化食物、脓血、黏液。

（一）腹泻可能导致的并发症

有感冒症状后开始腹泻——感冒症状之一。只有腹泻，便黄、稀——婴儿腹泻。秋季发病，有呕吐——秋季腹泻。伴发热，便中有脓血——肠炎、痢疾。

（二）腹泻的护理

输液、口服补液盐的同时，观察幼儿口唇、皮肤、眼泪、尿量及脱水情况等。

口服补液盐的用法：用凉开水或温开水 1 000 毫升（大包装）溶化后给患儿分次口服。（我国市场上出售的口服补液盐为小包装，即大包装的半量，故加水量为 500 毫升。）口服补液盐是经专家科学配制的，不需再加糖或其他成分。切忌用滚烫开水将其冲化，以免使其发生化学变化成为有害物质。已加水配制成的溶液不宜久置，应于 24 小时内服完。

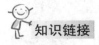 知识链接

腹泻护理误区

1. 孩子腹泻需禁食

腹泻是小儿夏秋季节的常见病。即使急性腹泻时，患儿胃肠道的消化吸收功能也不会完全消失，对营养物质的吸收仍可达到正常时的 60%～90%。较长时间的饥饿不仅不利于患儿营养的维持，还会使其营养状况进一步恶化，并影响肠黏膜的修复、更新，降低小肠的吸收能力，使免疫力下降，反复感染，最后陷入"腹泻—营养不良—腹泻"的恶性循环中。因此，对急性腹泻患儿应继续喂食。母乳喂养儿可自由吃奶及喂水，人工喂养儿可先喂稀释牛奶（牛奶 1 份加水 2 份）2～3 天，以

后逐渐增至全奶；半岁以上的患儿可选用米汤、稀饭或烂面条等，并给些新鲜水果汁或水果以补充钾，再加些熟植物油、蔬菜、肉末或鱼末等，但均需由少到多逐渐过渡到已经习惯的平常饮食。

2. 拉肚子打吊针好得快

急性腹泻患儿的主要危险是脱水酸中毒和电解质紊乱。据统计，小儿腹泻引起的脱水90%以上属于轻度和中度脱水，仅10%属于重度脱水，而静脉输液只适用于中重度脱水。其他症状滥输液不仅会增加患儿痛苦和家长的经济负担，有时还会发生输液反应引起病情恶化。一般认为，对急性腹泻并发轻中度脱水的患儿，治疗首选高效又廉价的口服补液盐（ORS）进行口服补液疗法。孩子每腹泻一次，服ORS50～100毫升，可以起到防治脱水的作用。在得不到标准ORS的情况下，用汤加盐溶液也可代替。其具体配方是：米汤500毫升＋白糖10克＋细盐1.75克＋水500毫升。将溶液煮2～3分钟按每千克体重20～40毫升的标准服用，4小时内服完，以后随时口服，能喝多少给多少。

3. 治腹泻要用消炎药

调查显示，近年来腹泻治疗中滥用抗菌药物现象较为普遍。而滥用抗菌药物会造成细菌耐药菌株不断增多，同时还可继发肠道菌群失调、霉菌性肠炎等，使腹泻病迁延或加重，事实上70%的急性水样便腹泻多为病毒或产毒素细菌引起，可以不用消炎药（即抗菌药物），只要做好液体疗法，选用微生态调节剂（如丽珠肠乐或培菲康等）和黏膜保护剂（如思密达等）即可治愈。只有大约30%的患儿腹泻系由侵袭细菌如痢疾杆菌、侵袭性大肠杆菌、沙门氏菌等引起，需使用敏感抗菌药物，如用药48小时后病情无好转，可考虑更换一种抗菌药物。

五、肺炎

小儿肺炎是婴幼儿时期的常见病，我国北方地区以冬春季多见，是婴幼儿死亡的常见原因。肺炎主要临床表现为发热、咳嗽、呼吸急促、呼吸困难以及肺部啰音等。

（一）肺炎的病因

肺炎由病毒或细菌感染引起，是3岁以下幼儿冬春季常见病，患佝偻病或感染麻疹、百日咳后容易发生，发病时伴有发烧、咳嗽、气喘。

（二）肺炎的护理

（1）居室环境要保持空气新鲜，温度、湿度要适宜，避免对流风。

（2）及时就诊。

儿童在患支原体肺炎后，免疫力会受到一定影响，成为各类流行性疾病的易感人群。即使幼儿痊愈后，家长在短期内也尽量少带孩子去公共场所，可适当推迟上幼儿园的时间。鉴于流行性疾病高发季，幼儿园中患病孩子较多，所以患儿痊愈后，尽量在家中休养一段时间。此外，孩子日常接触的家人中如果有人患有感冒或其他流行性疾病，也应尽量远离孩子，避免出现交叉感染。

六、肥胖症

因过量的脂肪储存使体重超过正常的 20% 以上的营养过剩性疾病称为肥胖症。轻度肥胖症，超过标准体重 20% ～ 30%；中度肥胖症，超过标准体重 30% ～ 50%；重度肥胖症，超过标准体重 50%。患儿往往食欲极好，喜食油腻的甜食，懒于活动，皮下脂肪丰厚、分布均匀，面颊、肩部、乳房、腹壁脂肪积聚明显，血总脂、胆固醇、甘油三酯及游离脂肪酸均增高。严重肥胖者可因腹壁肥厚、横膈太高、换气困难、缺氧，导致气促、继发性红细胞减少、心脏扩大及充血性心力衰竭，称为肥胖性肺心综合征。

（一）肥胖症的病因

肥胖症的发病原因有：第一，营养过剩。营养过剩致摄入热量超过消耗量，多余的脂肪以甘油三酯的形式储存于体内致肥胖。婴儿喂养不当或太早给婴儿喂高热量的固体食品，使体重增加过快，会形成肥胖症。第二，心理因素。心理因素在肥胖症的发生发展上起重要作用，情绪创伤或父母离异、丧父或者丧母、被虐待、受溺爱等，可诱发胆小、恐惧、孤独，而造成不合群、不活动，或以进食为自娱，导致肥胖症。第三，缺乏运动。儿童肥胖一旦形成，由于行动不便，便不愿意活动以至体重日增，形成恶性循环。某些疾病如瘫痪、原发性肌病或严重智力落后等，导致活动过少，消耗能量减少，发生肥胖症。第四，遗传因素。肥胖症有一定的家族遗传倾向，双亲胖，子代 70% ～ 80% 出现肥胖；双亲之一肥胖，子代 40% ～ 50% 肥胖；双亲均无肥胖，子代近 1% 出现肥胖。第五，中枢调节因素。正常人体存在中枢能量平衡调解功能，控制体重相对稳定。肥胖症患者调节功能失去平衡，而致机体摄入过多，超过需求，引起肥胖。

（二）肥胖症的防治

（1）调整饮食，改善幼儿膳食，养成科学的饮食习惯。不过快进食，实行定点定时进餐，减少零食。

（2）适当地增加运动量，鼓励孩子多参加运动，教育孩子不要进食后就立即睡觉。可以利用户外活动时间，指导幼儿做一些活动量大的运动项目。同时，在午餐后，带领幼儿在院子里散步，避免幼儿直接午睡，造成消化不良。

（3）家园配合。教师与家长进行沟通，请家长帮助幼儿安排减肥计划。大人要有科学的饮食习惯，给孩子做出榜样，帮助孩子养成吃饭细嚼慢咽的习惯，这样可以让大脑有时间接受饱腹信号，有助于防止过度进食。

（4）不可用减肥药。减肥药主要有食欲抑制剂（包括苯丙胺、氟苯丙胺、氯苯咪吲哚等）和促进代谢药（如甲状腺素制剂、口服降糖剂等），以及众多的减肥中成药。非单纯性肥胖，在经医院确诊之后，要按照医嘱进行服药。

七、龋齿

龋齿俗称虫牙、蛀牙，是细菌性疾病，可以继发牙髓炎和根尖周炎，甚至能引起牙槽骨和颌骨炎症。龋齿如不及时治疗，病变继续发展，会形成龋洞，终至牙冠被完全破坏，其发展的最终结果是牙齿丧失。龋齿特点是发病率高、分布广。龋齿（见图7-5）是口腔主要的常见病，也是人类最普遍的疾病之一。世界卫生组织已将其与肿瘤和心血管疾病并列为人类三大重点防治疾病。

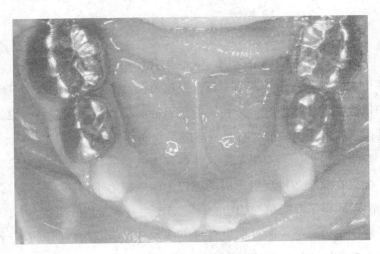

图7-5 幼儿龋齿

（一）龋齿的病因

（1）口腔中细菌的破坏作用。

（2）牙面、牙缝中的食物残渣。

（3）牙齿结构上的缺陷即牙釉质发育不良、牙齿排列不齐。

（二）龋齿的预防

（1）注意口腔卫生。婴幼儿分泌的唾液中含有蛋白酶，这是一种可以使食物分解的物质。分解过程中，会残留很多细菌，如果不及时清除掉，会残留在乳牙上面，引起牙病。口腔护理要从婴幼儿期抓起，宝宝6个月到2岁半，乳牙陆续萌出。由于婴儿期口腔黏膜未发育完全，牙釉质和牙本质很薄弱，牙齿钙化程度比较低，极易患上各类口腔疾病，因此要清洁孩子的牙齿。可将纱布蘸一点水，在牙龈上来回擦拭。在每一次喝完奶或吃完辅食后都擦拭一次，以免细菌滋生。

（2）定期做口腔检查。幼儿在2～2.5岁时，20颗乳牙全部出齐，但牙齿稚嫩、口腔发育尚未完善，是龋齿的易发人群。在培养孩子早晚科学刷牙的同时，最好定期做口腔检查，尽早发现口腔疾患。正常宝宝可半年检查一次。

八、斜视

眼睛在注视某一方向时，两眼的动作应该是协调一致的。若两眼视轴不能同时注视同一目标，仅一眼视轴指向目标，而另一眼视轴偏向目标的内或外、上或下，两眼视轴不平行时称为斜视。也就是当两眼向前平视时，两眼的黑眼珠位置不匀称，即称为斜视。

（一）斜视的病因

第一，调节学说。眼的调节作用与眼的集合作用是互相联系的，一定的调节带来相应的集合。斜视常常由于调节－集合反射过强，其内直肌的作用有超出外直肌的趋向，而形成共同性内斜视。近视眼看近目标时少用或不用调节，集合力同时减弱，因此其内直肌的张力减低，有时就形成了共同性外斜视。

第二，双眼反射学说。双眼单视是条件反射，是依靠融合功能来完成的，是后天获得的。如果在这个条件反射形成的过程中两眼视力不同，一眼视力受到明显的感觉或运动障碍妨碍了双眼单视的功能，就会产生一种眼位分离状态，即斜视。

第三，解剖学说。某一眼外肌发育过度或发育不全、眼外肌附着点异常，眼眶的发育、眶内筋膜结构的异常等，均可导致肌力不平衡而产生斜视。

第四，遗传学说。临床上常见在同一家族中有许多人患有共同性斜视，斜视可能与遗传因素有关。斜视的患者因为眼位不正，其注意一个物体时，此物体影像于正常眼落在视网膜中心凹上，斜视眼则落在中心凹以外的位置，如此视物就会出现复视情形。一眼影像受到抑制，丧失两眼之单一视功能与立体感，有的还会导致视力发育不良而造成弱视。

（二）斜视的护理

（1）非手术治疗。治疗斜视，首先是针对弱视，以促使两眼良好的视力发育；其次为矫正偏斜的眼位。斜视的治疗方法包括：戴眼镜、戴眼罩遮盖、正位视训练。戴眼罩是治疗斜视所引起的弱视的主要方法，轻度斜视可戴棱镜矫治，正位视训练可作为手术前后的补充。

（2）手术治疗。斜视治疗的年龄越小，治疗效果越好。斜视手术不仅为了矫正眼位、改善外观，更重要的是建立双眼视功能。手术时机以 6 ~ 7 岁为最佳。

九、弱视

眼球无明显器质性病变，而单眼或双眼矫正视力仍达不到 0.8 者称为弱视。弱视是一种严重危害幼儿视功能的眼病，如不及时治疗可引起弱视加重甚至失明。

（一）弱视的病因

第一，斜视性弱视。斜视性弱视发生在单眼，患儿有斜视或曾有过斜视，常见于 4 岁以下发病的单眼恒定性斜视患儿，其由于大脑皮质主动抑制斜眼的视觉冲动，长期抑制形成弱视。视觉抑制和弱视只是量的差别，一般斜眼注视时可以解除抑制，而弱视则为持续性视力减退。斜视发生的年龄越早，产生的抑制越快，弱视的程度越深。

第二，屈光参差性弱视。因两眼不同视，两眼视网膜成像大小清晰度不同，屈光度较高的一眼黄斑部成像大而模糊，引起两眼融合反射刺激不足，不能形成双眼单视，从而产生被动性抑制。两眼屈光相并 300 度以上者，屈光度较高常形成弱视和斜视。

第三，屈光不正性弱视。屈光不正性弱视多为双眼性，发生于高度近视、近视及散光而未戴矫正眼镜的幼儿或成人，多数近视在 600 度以上、远视在 500 度以上、散光在 200 度以上或兼有散光者。双眼视力相等或相似，并无双眼物像融合机能障碍，故不引起黄斑功能性抑制，若及时配戴适当的眼镜，视力可逐渐提高。

第四，废用性弱视（视觉剥夺性弱视）。在婴儿期，由于上睑下垂、角膜混浊、先天性白内障或因眼睑手术后遮盖时间太长等原因，使光刺激不能进入眼球，妨碍或阻断黄斑接受视觉刺激，因而产生了弱视，故又称遮断视觉刺激性弱视。

（二）弱视的护理

弱视的年龄越小，治愈率越高，大于 7 岁的治愈率明显下降。常规遮盖法，被公认是一种简便易行的弱视矫正的有效方法（见图 7-6）。

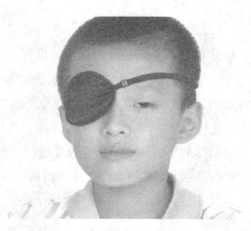

图7-6 幼儿弱视矫正

十、中耳炎

中耳炎是累及中耳（包括咽鼓管、鼓室、鼓窦及乳突气房）全部或部分结构的炎性病变，易发于幼儿，可分为非化脓性及化脓性两大类。非化脓性者包括分泌性中耳炎、气压损伤性中耳炎等；化脓性者有急性和慢性之分。

（一）中耳炎病因

中耳炎是化脓性细菌侵入中耳所致的炎症，有耳痛和耳道流脓的症状，而且可能会伴有发烧。

（二）中耳炎的护理

压住一侧擤鼻涕；给婴儿喂奶取坐位，防止呛奶；不要给幼儿挖耳屎；预防传染病。

第三节 传染病

一、传染病的概念

传染病是由各种病原体引起的能在人与人、动物与动物或人与动物之间相互传播的一类疾病。传染病是一种可以从一个人或其他物种，经过各种途径传染给另一个人或物种的感染病。通常这种疾病可借由直接接触已感染的个体、感染者的体液及排泄物、感染者所污染到的物体，通过空气传播、水源传播、食物传播、接触传播、土壤传播、垂直传播（母婴传播）等。

二、传染病传染的三个基本环节

（一）传染源

（1）人：病人、病原携带者。麻疹、病毒性肝炎、菌痢等，人是唯一的传染源。

（2）受染动物：狂犬病等为人畜共患。

（二）传播途径

（1）母婴传播（垂直传播）。母婴传播主要是通过产道感染或宫内感染与母亲相同的疾病。由于这种疾病传播是从母亲传至子代因而也称垂直传播，HIV、乙肝等疾病都有这种传播方式。

（2）水平传播。水平传播是指病毒在传播中通过黏膜传播、通过皮肤传播、医源性传播等。通过黏膜传播：许多病毒都是经黏膜感染而致病的；通过皮肤传播：有些病毒可通过昆虫叮咬或动物咬伤、注射或机械损伤的皮肤侵入机体而引起感染；医源性传播：有些病毒可经注射、输血、拔牙、手术、器官移植引起传播。病毒的传染途径包括呼吸道传染、胃肠道传染、日常生活接触传染、血液传染、虫媒传染等。呼吸道传染：经空气、飞沫、尘埃传播，如麻疹、猩红热；胃肠道传染：经水、食物、苍蝇传播，如菌痢、伤寒、甲肝、蛔虫病；日常生活接触传染：手、玩具、用具传播；血液传染：血制品、注射等；虫媒传染：吸血节肢动物如蚊传疟疾等。

（3）自身传播。自身传播如蛲虫病，雌虫到宿主体外，经搔抓后，虫卵又从口入。

（三）易感人群

易感人群是指对某种传染缺乏免疫力、易受该病感染的人群，以及对传染病病原体缺乏特异性免疫力、易受感染的人群。

三、传染病的临床特征

传染病一般可分为潜伏期、前驱期、症状明显期、恢复期等。

（1）潜伏期：从病原体侵入人体起至开始出现临床症状止的时期，称为潜伏期。潜伏期是确定传染病检疫期的重要依据，对一些传染病的诊断也有一定参考意义。

（2）前驱期：从起病至出现该病的明显症状为止的一段时间，称为前驱期。该期症状多无特异性，多数传染病在本期已有较强的传染性。

（3）症状明显期：不同类传染病各自出现具有特征性症状、体征。

（4）恢复期：机体免疫力增强至一定程度，体内病理生理过程基本终止，病人症状及体征基本消失，临床称为恢复期。在此期间体内可能还有残余病理改变或生化改变，病原体还未完全消除。有些传染病在此期还可能出现复发或再燃。

四、传染病的预防

（一）管理传染源

传染源是指体内有病原体生存、繁殖并能排出病原体的人和动物，包括传染病病人、病原携带者和受感染的动物。病原体就是能引起疾病的微生物和寄生虫的统称。管理传染源具体可通过以下方式进行：早发现、早诊断、早隔离、早治疗。

（二）切断传播途径

（1）肠道传染病：床边隔离、吐泻物消毒、加强饮食卫生及个人卫生，做好水源及粪便管理。

（2）呼吸道传染病：室内开窗通风、空气消毒、戴口罩。

（3）虫媒传染病：药物杀虫、防虫、驱虫及应用防虫设备。

（三）保护易感人群

（1）计划免疫（疫苗、菌苗、类毒素），提高特异性免疫力：免疫力在接种后1～4周内出现，持续数月至数年。

（2）人工被动免疫，如注射抗毒血清、丙种球蛋白、胎盘球蛋白、高效免疫球蛋白：注射后免疫力迅速出现，维持1～2月后失去作用。

（四）预防接种

预防接种是把疫苗（用人工培育并经过处理的病菌、病毒等）接种在健康人的身体内，使人在不发病的情况下产生抗体，获得特异性免疫。例如，接种卡介苗预防肺结核等。

五、传染病的治疗

（1）一般和支持治疗：隔离、消毒；房间保持安静清洁、空气流通、新鲜；食用流质、半流质软食，保证热量供应，供给各种营养素。

（2）抗病原体与免疫治疗：抗生素疗法；抗病毒疗法；免疫疗法——抗毒素、免疫调节剂。

（3）对症治疗：用药物改善疾病症状，但不能消除病因，称为对症治疗。很多疾病是无法彻底消除病因、彻底治愈的。比如，感冒大多数是病毒引起的，而目前我们没有办法很好地对付病毒，所以我们做的药物治疗多是对症治疗，比如止痛、通鼻、止咳、祛痰等。

第四节　幼儿常见传染病及其预防

一、麻疹

（一）临床特征

麻疹的临床特征是发热、流涕、咳嗽、眼结膜炎、口腔黏膜斑及全身皮肤斑丘疹，疹退糠麸脱屑，并留有棕色色素沉着。其早期症状犹如感冒，患儿出现38℃～39℃的中度发热和咳嗽、流涕、喷嚏；结膜发炎，眼睑水肿，眼泪增多，畏光，下眼睑边缘有一条明显充血横线。在发热3天后，患儿口腔第二臼齿相对的颊黏膜处可见细砂样灰白色小斑点，绕以红晕。这是麻疹最早出现的也是最可靠的特征。其也可见于下唇内侧及牙龈黏膜，偶见于上腭，一般维持16～18小时，有时1～2日，多于出疹后1～2日内消失。很多宝宝会出现食欲减退、精神不振等症状，部分婴儿还伴有呕吐、腹泻等症状。高热1～2天后出现皮疹，皮疹先见于耳后、发际，渐渐蔓延到前额、面、颈、躯干、四肢，最后到手足心，一般经3～5天出齐。皮疹初期呈细小淡红色斑丘疹，继之逐渐增多增大而呈鲜红色。

（二）流行特点

麻疹患者是唯一的传染源，潜伏期2～3天至出疹后5天内有传染性，传染性非常强，经飞沫直接传播入呼吸道，通过受病毒污染的日用品、玩具、衣物、手等传播。未患过麻疹、未接种过麻疹疫苗的幼儿，幼年时接种过麻疹疫苗但以后未复种者，易感者接触患者后90%以上可患病；接种过疫苗的小儿仍有15%的可能性再患麻疹。其高发年龄为1～5岁，近年发病年龄上移。婴儿可从母体获得免疫力，持续至8个月左右消失（可发生轻型麻疹）。麻疹任何季节都会发病，高峰期在冬春季。

（三）预防

控制传染源：早发现、早诊断、早治疗。

隔离与检疫：隔离至出疹后第6天，有并发症者延长到出疹后第10天，密切关注接触者检疫14～21天。

（四）免疫

（1）麻疹减毒活疫苗8～10个月初种，7岁时复种。

（2）易感者在流行期接触病人后 2 天接种活疫苗，可预防麻疹发生或减轻症状。

（3）对 1 个月内服过脊髓炎疫苗，8 周内接受过输血、血制品或其他被动免疫制剂者，推迟接种。

二、风疹

风疹是由风疹病毒引起的呼吸道感染病，发病率高，传染性强，病程短，全身症状轻，痊后较好。妊娠妇女早期感染风疹可能对胎儿造成严重损害。

（一）临床特征

风疹的临床特征为：前驱期短，3 日出疹，耳后、枕后和颈部淋巴结肿大；出疹前 1～2 日，症状轻微或无明显前驱期症状；可有低热或中度发热，伴头痛、食欲减退、乏力、咳嗽、喷嚏、流涕、咽痛和结合膜充血等轻微上呼吸道炎症；偶有呕吐、腹泻、齿龈肿胀等；部分患儿在咽部和软腭可见玫瑰色或出血性斑疹。

（二）流行特点

风疹病人（包括隐性感染者）是唯一的传染源，发病前后 5 天左右均为传染期；可以通过飞沫经呼吸道传播，人与人之间密切接触传播，经胎盘传播；高峰年龄为 5～9 岁，6 个月以下婴儿很少发病；一次患病后，可产生持久免疫力；冬春季为高发季节。

（三）预防及护理

家长需要做好预防工作，风疹流行期间不带易感儿童去公共场所，避免与风疹患儿接触。发现风疹患儿，应立即隔离。患儿需卧床休息，避免直接吹风。发热期间，多饮水。饮食宜清淡和容易消化，不吃煎炸与油腻之物。保护孕妇，尤其妊娠初期 2～3 个月内，避免接触风疹患儿。妇女最好避免在风疹流行期怀孕，或在怀孕前进行全程风疹疫苗接种，可有效预防此病。

（四）免疫

风疹减毒活疫苗抗体可维持 7 年以上，接种对象为 1 岁以后幼儿及育龄期妇女，孕妇不宜接种。

三、水痘

水痘是由水痘－带状疱疹病毒所引起的急性呼吸道传染病。

（一）临床特征

水痘临床上以轻微的全身症状和皮肤、黏膜分批出现迅速发展的斑疹、丘疹、疱疹与结痂为特征。

（二）流行特点

水痘病人是唯一的传染源，传染性强；自出疹前 1 ～ 2 天至皮疹干燥结痂止，均有传染性；可通过飞沫传播、接触传播（玩具、用具、衣物等）；未患过水痘的人群、幼儿易患病，易感者接触患者后约 90% 可能发病。

（三）预防和护理

早发现，早隔离。自发病起至疹痂干为止，接触水痘的幼儿留检 3 周。患儿要卧床休息、加强护理，剪指甲、换衣服，防止疱疹破溃感染。

（四）免疫

可接种水痘减毒活疫苗。

四、流行性感冒

流行性感冒简称流感，是由流感病毒引起的急性呼吸道传染病。甲型流感易发生变异，威胁最大，易引起暴发流行。

（一）临床特征

流行性感冒临床特征为急起高热、全身酸痛、乏力、伴轻度呼吸道症状；潜伏期短，传染性强，传播速度迅速。

（二）流行特点

流感病人和隐性感染者均为传染源；病人自潜伏期末到发病后 5 日内均可有病毒排出，传染期约 1 周，以病初 2 ～ 3 日传染性最强；可通过飞沫直接传播，可通过玩具、食具、毛巾等间接传播；新生儿易感性与成人相同，感染后对同一抗原型免疫力维持 1 ～ 2 年；冬春季节为多，每 10 ～ 15 年可发生一次世界性大流行，每 2 ～ 3 年可有一次小流行。

（三）预防

管理传染源：早发现、早诊断、就地隔离治疗 1 周或至退热后 2 天，密切接触者观察 3 天。

切断传播途径：戴口罩、室内保持空气清新，可用食醋或过氧乙酸熏蒸，病人用过的食具、衣物、手帕、玩具等煮沸消毒或阳光暴晒2小时。

（四）自动免疫

（1）减毒活疫苗采用鼻腔接种，在流行季节前1～3月喷施双侧鼻腔，仅在16～60岁健康人群中使用。

（2）灭活疫苗皮下注射用于幼儿及老人，基础免疫后6～8周重复一次，以后每年再加强免疫一次。

（3）药物预防，可用中草药预防。

五、流行性腮腺炎

流行性腮腺炎是由腮腺炎病毒引起的小儿常见急性呼吸道传染病，全年均可发病，以冬春为主，在幼儿聚集地易造成暴发流行。

（一）临床特征

流行性腮腺炎临床特征为发热及腮腺非化脓性肿痛（一侧或双侧耳下部以耳垂为中心肿大、疼痛），其病毒除侵犯腮腺外，还可累及各种腺组织及心、肾、肝、神经系统等器官。

（二）流行特点

流行性腮腺炎早期患者和隐性感染者均为传染源，腮肿前6天至腮肿后9天内有高度传染性；可通过飞沫经呼吸道传播，通过唾液污染物及尿液等直接接触传播；普遍易感，最常见于学龄前及学龄期儿童，1岁内婴儿极少感染，感染后具终身免疫。

（三）预防和护理

控制传染源，隔离病人至腮腺肿胀完全消失为止；易感儿检疫3周，也可采用药物预防，即板蓝根30克或金银花9克煎服，每日1剂，连续6天；给予流质饮食，避免酸性食物刺激，保持口腔清洁，使用中药内外兼治，内服普济消毒饮，外用如意金黄散。

（四）免疫

（1）减毒活疫苗——皮内注射、皮下注射、喷鼻或气雾。不能用于孕妇、先天或获得性免疫低下以及对鸡蛋白过敏者。

（2）腮腺炎疫苗（麻疹、风疹和腮腺炎三联疫苗）。

六、手足口病

手足口病是由多种肠道病毒引起的一种幼儿常见传染病。

（一）临床特征

手足口病先出现发烧症状，手心、脚心出现斑丘疹和疱疹（疹子周围可发红），口腔黏膜出现疱疹或溃疡，疼痛明显。部分患者可伴有咳嗽、流涕、食欲不振、恶心、呕吐和头疼等症状。少数患者病情较重，可并发脑炎、脑膜炎、心肌炎、肺炎等。

（二）流行特点

手足口病传染源是手足口病患者及手足口病隐性感染者，主要经消化道或呼吸道飞沫传播，亦可经接触病人皮肤、黏膜疱疹液而感染；婴幼儿普遍多发，成人感染后一般不发病，但会将病毒传播给孩子。

（三）预防和护理

勤洗手、勤通风，流行期间避免去人群聚集、空气流通差的公共场所；幼儿出现相关症状要及时到正规医疗机构就诊，首先隔离患儿，接触者应注意消毒隔离，避免交叉感染；对症治疗，做好口腔护理；衣服、被褥要清洁，衣着要舒适、柔软，经常更换；剪短幼儿的指甲，必要时包裹幼儿双手，防止抓破皮疹；臀部有皮疹的幼儿，应随时清理其大小便，保持臀部清洁干燥；可服用抗病毒药物及清热解毒中草药，补充维生素 B、维生素 C 等。

（四）免疫

给予 EV71 型手足口病疫苗。疫苗接种对象为大于 6 月龄易感幼儿，越早接种越好，鼓励在 12 月龄前完成接种程序，以便尽早保护孩子。

七、狂犬病

狂犬病又称恐水症，为狂犬病病毒引起的一种人畜共患的中枢神经系统急性传染病。其多见于狗、狼、猫等食肉动物，人多因被病兽咬伤而感染（85% ～ 90% 为狂犬）。

（一）临床特征

狂犬病临床表现为特有的狂躁、恐惧不安、怕风、恐水、流涎和咽肌痉挛，终至发生瘫痪而危及生命。

（二）流行特点

狂犬病患病动物唾液中含有多量的病毒，于发病前数日即具有传染性，隐性感染的犬、猫等兽类亦有传染性。通过被患病动物咬伤、抓伤，病毒自皮肤损伤处进入人体。黏膜也是病毒的重要侵入门户，如眼结合膜被病兽唾液沾污、肛门黏膜被狗触舐等，均可引起发病人对狂犬病普遍易感，咬伤后发病率为 10%～70%，平均为15%～20%。

（三）预防和护理

加强动物管理，家犬应严格禁锢，并进行登记和疫苗接种。如被咬伤，需用20% 肥皂水和清水反复彻底清洗伤口和搔伤处至少 30 分钟，再用 75% 乙醇或 2%碘酒涂擦，也可用 0.1% 新洁尔灭液冲洗，3 天内不包扎伤口。

（四）免疫

被狼、狐、狗、猫等动物咬伤者，应作预防接种，一般咬伤第 1、7、14 天肌注疫苗，严重者第 1、3、7、14、30 天肌注疫苗。

八、猩红热

猩红热是由 A 族乙型溶血性链球菌引起的急性呼吸道传染病。

（一）临床特征

猩红热临床特征有发热、咽炎、杨梅舌、口周苍白圈、全身弥漫性点状红色皮疹、偶呈"鸡皮样"丘疹，疹退后脱屑。少数患儿在病后 2～3 周出现急性风湿热或急性肾小球肾炎。

（二）流行特点

猩红热病人或带菌者均为传染源，高发年龄是 3～7 岁幼儿。病人自发病前 24小时至疾病高峰时期的传染性最强，可通过呼吸道飞沫传播，经破损的皮肤传播，细菌污染玩具、食物、生活用具等经口传播。婴儿从胎盘母体获得的被动性抗毒免疫可持续到 1 岁末之前，自然感染后免疫持续终生。猩红热全年均可发病，冬春季多见。

（三）预防

管理传染源：病人及带菌者隔离 6～7 天。

切断传播途径：流行期间避免到公共场所，住所注意通风、消毒，病人的分泌物和污染物要彻底消毒。

保护易感者：给予药物预防，如青霉素或磺胺嘧啶。

（四）免疫

猩红热没有现成的疫苗可以打，目前还没有研制出人体能产生自动免疫机制的猩红热疫苗，对猩红热的预防是重在防控，对于易感人群和可疑带菌者应预防性地肌肉注射青霉素等抗生素制剂。对青霉素过敏者，可以改用其他类型的抗生素来进行预防。

九、流行性脑脊髓膜炎

流行性脑脊髓膜炎简称流脑，是由脑膜炎双球菌引起的化脓性脑膜炎。

（一）临床特征

流脑临床表现为发热、头痛、呕吐、皮肤黏膜瘀点或瘀斑（在病程中增多并迅速扩大）及颈项强直等脑膜刺激特征。

（二）流行特点

流脑病人从潜伏期末开始至发病 10 天内均具有传染性，通过咳嗽、喷嚏、说话等借由飞沫传播，通过日常用品间接传播的机会极少（因其在体外生活力极弱），密切接触如同睡、怀抱、喂乳、接吻等对 2 岁以下婴儿传播本病有重要影响；6 个月至 2 岁发病率最高，新生儿发病少见，病后可获持久免疫。

（三）预防和治疗

病人须隔离至症状消失后 3 日，不少于发病后 7 日，接触者医学观察 7 日。疑似病人均应给予足量的磺胺嘧啶治疗，疗程 5 天。药物预防主要服用磺胺嘧啶每日 75mg/kg ～ 100mg/kg，分 2 次。

（四）免疫

流行性脑脊髓膜炎疫苗是 A 群脑膜炎球菌多糖疫苗，接种对象为 6 个月～ 15 岁儿童。初免年龄从 6 月龄开始，3 岁以下接种 2 针，间隔 3 个月；3 岁以上接种 1 针。接种应于流脑流行季节前完成。根据预测有疫情流行的情况下，可扩大年龄组，应急接种。

十、细菌性痢疾

细菌性痢疾简称菌痢，是由痢疾杆菌引起的常见肠道传染病，全年散发，夏秋两季多见。

（一）临床特征

细菌性痢疾临床上以发热、腹痛、腹泻及黏液脓血便为特征。中毒型细菌性痢疾多见于平素体格健壮、营养情况较好的 2～7 岁幼儿，起病急骤，病情严重，可迅速出现惊厥、昏迷和休克，易引起死亡。

（二）流行特点

细菌性痢疾患者和带菌者均为传染源，轻型不典型菌痢与慢性隐匿型菌痢为重要传染源，通过污染的手、食品、水源或生活接触传播，也可通过苍蝇、蟑螂等间接方式传播。学龄前幼儿患此病者多。

（三）预防和治疗

管理传染源：早发现，早隔离，直至粪便培养隔日 1 次、连续 2～3 次阴性方可解除隔离。

切断传播途径：执行"三管一灭"（管好水源、食物和粪便，消灭苍蝇），注意个人卫生，养成饭前便后洗手的良好卫生习惯。

1. 急性菌痢的治疗

（1）一般治疗。卧床休息、消化道隔离（隔离至临床症状消失，大便培养连续两次阴性）。给予流质或半流质饮食，忌食生冷、油腻和刺激性食物。

（2）对症治疗。保持水、电解质和酸碱平衡，有失水者，无论有无脱水表现，均应口服补液，严重脱水或有呕吐不能由口摄入时，采取静脉补液。痉挛性腹痛时给予阿托品或进行腹部热敷。发热者以物理降温为主，高热时可给予退热药。

2. 中毒性菌痢的治疗

疾病来势凶猛，应及时针对病情采取综合性措施抢救。

（1）抗感染。选择敏感抗菌药物，静脉给药，待病情好转后改口服。

（2）控制高热与惊厥。高热者给予物理降温和退热药，伴惊厥者可采用亚冬眠疗法。

（3）循环衰竭的治疗。采用基本同感染性休克的治疗，主要有：扩充有效血容量；强心治疗；解除血管痉挛；维持酸碱平衡；应用糖皮质激素。

（4）防治脑水肿与呼吸衰竭。保持呼吸道通畅，吸氧，严格控制入液量，应用甘露醇或山梨醇进行脱水，减轻脑水肿。

3. 慢性菌痢的治疗

（1）寻找诱因，对症处置，避免过度劳累，勿使腹部受凉，勿食生冷饮食，体质虚弱者可适当使用免疫增强剂。有肠道功能紊乱者可酌情给予镇静、解痉药物，当出现肠道菌群失衡时，切忌滥用抗菌药物，立即停止耐药抗菌药物使用，改用乳酸杆菌等益生菌，以利肠道正常菌群恢复。

（2）病原治疗。通常需联用两种不同类型的抗菌药物，足剂量、长疗程。对于肠道黏膜病变经久不愈者，可采用保留灌肠疗法。

（四）免疫

细菌性痢疾疫苗全称为口服福氏、宋内氏痢疾双价活疫苗，接种对象为3岁以上儿童和成人，适于免疫的各年龄组人群均可服用，重点人群为2～15岁儿童少年、水源管理人员、托幼机构保教人员、饮食从业人员、经常在外就餐人员、集体就餐人员及痢疾疫点周围人群。

第五节　幼儿园日常卫生与消毒

幼儿园是幼儿生活与游戏的集体场所，为了保证每一名幼儿的健康成长，幼儿园必须做好相应的消毒工作。幼儿园要建立完善的卫生消毒制度，明确卫生消毒的工作职责，对相关人员进行消毒知识的培训，防止幼儿园传染病的发生、流行。园内工作人员要增强卫生消毒意识、学习消毒知识，以便完善工作中的消毒常规，如进行消毒工作时消毒时间要充足、消毒剂浓度要有保证。幼儿园老师应把消毒工作落实到位，保健医要针对季节做好卫生消毒与诊断工作，并对园内卫生消毒工作的落实进行监督指导。

一、卫生消毒的分类

（一）预防性消毒

预防性消毒指未发现传染源的情况下，对可能被病原体污染的物品、场所和人体进行的消毒措施。如托幼机构使用的餐桌、餐具、毛巾、玩具、便器的消毒，以及饭前便后洗手等，均属日常预防性消毒。

（二）疫源性消毒

对有传染源（患者或病原携带者）存在的地区进行消毒，以免病原体向外传播。疫源性消毒可分为随时消毒、终末消毒。随时消毒是指及时杀灭污染源排出的病原微生物。终末消毒是指传染者住院隔离后对其原居住地进行的彻底消毒，以期将传染病所遗留的病原微生物彻底消灭。

二、幼儿园常用的消毒方法

幼儿园常用的消毒方法可分为两大类，即物理消毒法和化学消毒法。

（一）物理消毒法

物理消毒法包括开窗通风、煮沸消毒、蒸汽消毒及紫外线消毒等。

（1）开窗通风。增强室内空气流通是最经济、最有效的消毒方法，托幼机构应首选此方法。在通风良好的情况下，每天通风 2 ～ 3 次，每次 15 ～ 30 分钟。在使用空调的情况下，也应坚持用此方法。建议定时开窗通风，以保持空气清新。

（2）煮沸消毒。煮沸消毒是对耐湿、耐热物品最简便有效的消毒方法。托幼机构中餐具、茶杯、毛巾等物品常用煮沸的方法消毒。使用煮沸消毒法时应注意两点：一是被消毒的物品应完全浸没于水中；二是消毒的时间应从水煮沸后或中间加入新的物品后开始计时消毒 30 分钟。

（3）蒸汽消毒。蒸汽消毒是对耐湿、耐热物品的另一种简便有效的消毒方法，托幼机构的餐具、茶杯、毛巾等物品常用蒸饭箱或蒸汽箱进行蒸汽消毒。使用蒸汽消毒时应注意两点：一是消毒物品应疏松放置不可紧叠；二是消毒的时间从水沸腾出气后开始计时 30 分钟或按消毒柜操作要求。

（4）紫外线消毒。紫外线消毒主要是起到室内空气消毒与物体表面消毒的双重作用。紫外线灯管是人工制成的产生紫外线的低汞石英气灯，用于空间消毒。安装紫外线消毒灯时应注意有效照射距离地面或物体表面 2 米，每次消毒不少于 30 分钟。每天记录灯管使用时间、累计照射时间。灯管累计使用时间超过 1 000 小时要及时更换，注意保洁，每周用 95% 酒精擦拭 1 次。

紫外线灯的开关必须与照明灯的开关分开，在幼儿触及不到的位置。消毒时必须在无人的情况下进行，避免紫外线对人眼睛和皮肤的灼伤。消毒后开窗通风，驱散残留臭氧后才可进入室内。还应注意紫外线灯管的清洁和使用时间，因为这二者都会影响紫外线辐射的效果。空气消毒前，先将室内打扫干净再照射紫外线，以保证消毒的效果。

（二）化学消毒法

化学消毒法是指使用化学消毒剂杀灭传播媒介上病原微生物，使其达到无害化的要求。它不同于抗生素，在防病中的主要作用是将病原微生物消灭于机体之外，切断传染病的传播途径，达到控制传染病的目的。托幼机构常用的化学消毒剂有含氯消毒剂、过氧乙酸、碘酊、酒精等。用消毒剂消毒物品时，应掌握消毒剂的有效浓度及消毒时间；用消毒液浸泡时，药液必须浸没物品。一般化学消毒剂在高浓度下作为消毒剂，在低浓度下作为抑菌剂。

三、幼儿园常用的化学消毒剂

（一）含氯消毒剂

消毒剂溶于水中可产生次氯酸者称为含氯消毒剂，目前常用的有漂白粉、次氯酸钙、二氯异氰尿酸钠、氯胺丁等。含氯消毒剂可杀灭一切致病微生物，适用于物体表面，如玩具、便器、水等的消毒，使用时可用浸泡、擦拭、喷雾、干粉等方法消毒。使用溶液时应现配现用，最长使用期不超过 3 天。幼儿园最常用的含氯消毒剂是 84 消毒液，它是一种以次氯酸钠为主的高效消毒剂，适用于一般物体表面、白色衣物、公共场所疫源地的污染物品的消毒。

84 消毒液有一定的刺激性与腐蚀性，必须稀释以后才能使用，双手接触使用时最好戴手套；不要把 84 消毒液与其他洗涤剂或消毒液混合使用；放置在儿童触及不到的地方，专人专柜保存；被消毒物品应该全部浸没在水中，消毒以后用清水冲洗干净后才能使用。

（二）过氧乙酸

过氧乙酸主要用于医院、公共场所及疫源地的消毒，可采用喷洒、熏蒸等多种方法进行。过氧乙酸是高效、速效、廉价的灭菌剂，对空气传播疾病的预防和控制具有广泛应用，但由于其具有性质不稳定、易分解、强腐蚀性等特点，使用中必须掌握正确的方法，同时需要加强管理。

过氧乙酸要按规定选择浓度，浓度过高时不仅对人体有强烈的刺激性，对物体表面也有很强的腐蚀性，浓度过低又达不到消毒效果。消毒时必须关闭门窗，按规定要求达到作用时间。过氧乙酸对金属物品有腐蚀性，在进行空气消毒时，应避免对金属物品或金属表面的腐蚀，保护环境中的设备、器材等；使用前 24 小时进行配置，一次配置量不能过多，否则放置过程中其有效浓度会迅速下降。若药液不慎溅入眼中或皮肤上，应立即用大量清水冲洗。

（三）碘酊

碘酊是碘以表面活性剂为载体的不定性结合物，属中效消毒剂，能杀灭细菌繁殖体、部分真菌与病菌，适用于皮肤、黏膜等的消毒，可用浸泡、刷洗方法消毒。

（四）酒精

酒精是无色透明液体，属中效消毒剂，在醇类中是最常用的皮肤消毒剂，能迅速杀灭细菌繁殖体。酒精在临床上适用的有效浓度为 75%，常用于对皮肤外伤的消毒，与碘酊合用时主要是用于皮肤消毒时脱碘。

总之，使用化学消毒剂时，应注意使用溶液状态的消毒剂，使化学消毒剂与病原微生物直接接触，使用保持有效浓度的消毒剂，同时注意消毒剂的作用时间，对于易腐蚀性物品慎用。

四、幼儿园常用卫生消毒技术

幼儿园常用卫生消毒技术如表 7-1 所示。

表 7-1   幼儿园常用卫生消毒技术

消毒范围	消毒项目	消毒浓度与方法	频率
室内环境	门把手、水龙头、扶手	（1）用干净毛巾擦拭 （2）1:250mg/L 健之素消毒液浸湿抹布擦拭滞留 15 分钟，再用湿抹布清除残留消毒液	每天一次
	桌面	（1）每个桌子两块毛巾 （2）第一遍用清洁毛巾 （3）第二遍用 1:250mg/L 健之素消毒液浸湿的毛巾擦拭滞留 10 分钟 （4）第三遍再用清水毛巾清除残留消毒液	早餐前 晚餐前
	地面、楼道区域	（1）用扫帚清除灰尘 （2）用干净、半湿拖布擦拭 （3）用 1:500mg/L 健之素消毒液浸泡过的半湿拖布擦拭（仅在晚餐后），需要两个拖布	每天一次（有必要随时清理）
	桌椅、床沿、杯、巾架、玩具柜，窗棂	先用抹布擦拭干净，使用浓度为有效氯1:250mg/L 的消毒液消毒 15 分钟，用湿抹布清除残留消毒液	每天一次 幼儿入园前
	室内玻璃、地垫、被褥、拖鞋	（1）清洁 （2）曝晒 （3）每月底家长带回被褥清洗晾晒	每月一次
	空气	开窗通风	每日两次，每次至少 20 分钟
		用紫外线杀菌灯进行照射消毒，每立方米 1.5 瓦，计算紫外线杀菌灯管需要量	每周二晚照射 60 分钟幼儿离园后进行
	水壶、牙杯、水杯	（1）清水刷洗 （2）有污渍时用清洁剂清洗 （3）控干后用远红外消毒柜消毒（统一在食堂，按时送厨房）	水杯、牙杯、水壶每天清洗，每周消毒一次

续前表

消毒范围	消毒项目	消毒浓度与方法	频 率
室内环境	毛巾	（1）用洗衣粉、肥皂清洗干净 （2）用浓度为有效氯 1：250 mg/L 的消毒液全部浸泡 20 分钟，用生活用水充分清洗，阳光下晾晒 4～6 小时，干后整理待用（每人两套）	每天一次 （1）幼儿离园后清洗 （2）次日上午晾晒
	玩具 梳子	使用浓度为有效氯 1：250 mg/L 的消毒液擦拭表面或浸泡消毒 20 分钟	根据污染情况，每周至少消毒一次
	图书	紫外线灯照射或阳光下曝晒	
	抹布	（1）用洗衣粉、肥皂清洗干净 （2）使用浓度为有效氯 1：500 mg/L 的消毒液全部浸泡 20 分钟，清水充分清洗后晾干	每次使用后
	拖布	（1）每天下班前用清水把拖布清洁干净 （2）使用浓度为有效氯 1：500 mg/L 的消毒液浸泡消毒 30 分钟，生活用水充分清洗后晾干	（1）每天下班前清洁一次 （2）每天中午曝晒
	大小便器	（1）幼儿大小便后及时冲刷 （2）使用洁厕灵或使用浓度为有效氯 1：500 mg/L 的消毒液擦拭	（1）随时 （2）每天一次
	垃圾桶	（1）清理垃圾袋 （2）清理垃圾桶	每天一次

 学生实训

实训地点：幼儿园教室。

实训内容：

1.学生以小组为单位，总结幼儿园疾病预防和护理的方法并用一张思维导图画出来，大家一起分享如何更好地把这些操作方法运用到实践中。

2.学生以四人为一组，模拟幼儿园保育员进行幼儿园日常消毒的实施，并以微课方式录制下来，供大家观摩、分享。

 课后测评

1.请写出幼儿发热症状、预防与护理措施。

2.请写出幼儿手足口病的症状、预防与护理措施。

3.请介绍幼儿园常用的消毒方法。

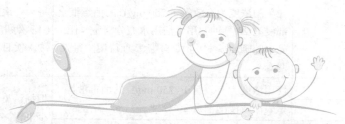

第八章　幼儿心理障碍和问题行为的预防与处理

【学习目标】

- 了解幼儿常见心理障碍的影响因素、分类及如何矫正。
- 了解幼儿常见问题行为的影响因素、分类及如何矫正。
- 掌握心理障碍和问题行为的保健方法与技术。

【任务导入】

- 让学生以小组的形式，利用课余时间，走进本地幼儿医院1～2家、本地特教机构1～2家，通过对幼儿医院医生及特教老师的访谈、对幼儿园保健医生及幼儿老师的访谈，了解学前期幼儿的常见心理障碍和问题行为及如何做好相关保健工作。
- 通过书籍或者网络查找幼儿心理障碍和问题行为的相关资料，如心理障碍和问题行为产生的病因、症状等。
- 以"了解幼儿心理障碍和问题行为"为题，每个小组做PPT课件，要求配上相应的图片和视频，在课堂上选派代表进行讲解。
- 教师点评，讲解幼儿心理障碍和问题行为的病因、症状以及如何对其进行保健的技术。

第一节 幼儿心理健康与常见的心理问题

一、心理健康的概述

心理健康又称精神卫生或心理卫生，是研究关于保护和增进人的心理健康的心理学原则、方法和措施。

心理健康有狭义和广义之分。狭义的心理健康旨在预防心理疾病的发生；广义的心理健康则以促进人的心理健康、发挥人的更大的心理效能为目标。

幼儿处于迅速发展的发育期，特别容易受到外界环境的影响，因此，做好幼儿的心理健康工作，不仅可以将幼儿的心理障碍和问题行为扼杀在摇篮里，更重要的是能够促进幼儿在认知、情感、个性和社会性等方面正常的发展。

二、幼儿心理健康的标志

第三届国际心理大会（1946 年）曾认定心理健康的标志是：身体、智力、情绪十分协调；适应环境，人际关系中能彼此谦让；有幸福感；在工作、生活中，能充分发挥自己的能力，生活得有效率。

幼儿的身心处于迅速发展的阶段，其心理健康的特征是与他们的身心发展紧密联系在一起的。概括地说，心理健康的幼儿应该有如下特征：

（一）智力发展正常

正常的智力水平是幼儿与周围环境取得平衡和协调的基本心理条件。一般把智力看作是以思维力为核心，包括观察力、注意力、记忆力和想象力等各种认知能力的总和。个体智力的发展是不等速的，一般是先快后慢。诸多研究表明，在良好的环境和教育的影响下，出生后的几年是智力发展最快的时期。

（二）情绪稳定

情绪是人对客观事物的一种内心体验，既是一种心理过程，又是心理活动赖以进行的背景。良好的情绪状态反映了中枢神经系统功能活动的协调性，也表示人的身心处于积极的平衡状态。

情绪不稳定的幼儿在一定程度上会存在心理障碍。例如：患有恐惧症的幼儿，会表现出对某些事物的过度恐惧，而且持续时间会很长；而心理健康的幼儿情绪稳定且反应适度，能够合理宣泄不良情绪。

（三）乐于与人交往，人际关系融洽

幼儿在社会化发展过程中的人际关系主要有亲子关系、同伴关系、师生关系等。虽然幼儿的人际关系比较简单、人际交往的技能也较差，但心理健康的幼儿乐于与人交往，也希望通过交往来获得别人的了解、信任和尊重。和谐的人际关系可使幼儿产生安全感、舒适感与满意感。心理不健康的幼儿则具有不乐于与人交往、不善于与他人合作、对人漠不关心、缺乏同情心等特点。

（四）性格特征良好

性格是个性最核心、最本质的表现，它反映在对客观现实的稳定态度和习惯化的行为方式之中。幼儿具有明显的个性心理特征差异：有的幼儿比较容易急躁，喜欢热闹，而且喜欢带领其他的小朋友一起玩；而有的幼儿性子比较慢，喜欢独处，喜欢安静。婴幼儿良好的性格特征包括爱学习、有各种各样的兴趣、爱和其他小朋友一起玩、爱劳动、自主能力强等。

（五）行为统一协调

幼儿的行为方式是其心理活动的一面镜子，也是心理健康的标志之一。正常的行为方式有以下几个特点：符合幼儿年龄特点、行为反应适当、心理与行为协调统一。如果天真活泼的幼儿却沉默寡言、萎靡不振，或对环境刺激的反应异常敏感（迟钝），或常常言行不一、行为反复无常，都是心理不健康的表现。

三、影响幼儿心理健康的因素

心理是否健康不仅关系到幼儿身体的正常发育，而且关系到幼儿今后的人生走向。现代心理学表明：健康的心理是一个人智力和人格发展、潜能开发、道德品质形成、积极适应社会的前提，是一个人整体素质形成和发展的基础。因此，维护和增进幼儿的心理健康已成为全社会日益关注的问题。幼儿心理健康离不开三个因素，即生理因素、社会因素、主观因素。

（一）生理因素

1.遗传素质

遗传是一种生物现象。通过遗传，祖先的一些生物特征可以传递给后代。遗传素质是指遗传的生物特征，即天生的解剖生理特点，如身体的构造、形态、感觉器官和神经系统的特征等，其中对心理发展最重要的是神经系统的结构和机能特征。由遗传造成脑发育不全的幼儿，其智力障碍也往往难以克服。除了智力以外，遗传素质也影响幼儿特殊能力的发展，像画家、指挥家、运动员等，除了后天努力和奋斗，遗传在其中也起着重要的作用。

2. 生理成熟

生理成熟也称生理发展，是指身体生长发育的程度或水平。生理成熟主要依赖于种系遗传的成长程序，有一定的规律性。生理成熟对幼儿心理发展的具体作用是使心理活动的出现或发展处于准备状态。若在某种生理结构达到成熟时，适时地给予适当的刺激，就会使相应的心理活动有效出现和发展。如果生理上尚未成熟，没有足够的准备，即使给予某种刺激，也难以取得预期的效果。

（二）社会因素

社会因素是影响幼儿心理形成与发展的主导因素。社会因素中，对幼儿影响最大的是家庭、托幼机构和社会文化等因素。

1. 家庭对幼儿心理发展起着最直接的影响作用

（1）家庭的自然结构影响学前幼儿心理的发展。健全完整的家庭结构对幼儿的心理健康发展有着良好的作用，不健全的家庭结构对幼儿的心理有着消极的影响。近年来一些关于父母离异与幼儿心理健康的研究普遍证实，由于父母的离异，导致幼儿出现孤僻、自卑、胆怯、冷漠等心理，甚至导致其出现心理障碍及问题行为，如撒谎、多动、讲脏话、自虐。因此，稳定的家庭结构对学前幼儿的心理健康成长有着极为重要的意义。

（2）家庭经济条件对学前幼儿心理发展具有重要影响。国外学者曾对不同经济条件家庭的幼儿智力发展进行过相关研究，他们按经济条件的好坏将一批8个月大的孩子分为两组进行智力测量，当这些孩子4岁时再次进行测量，结果发现，家庭经济条件好的孩子智商要高于家庭经济条件差的孩子。

（3）家长的文化素质、对孩子的期望和教育方式等对学前幼儿心理发展起着重要作用。父母是子女的第一任教师，也是相处时间最长、最亲密的教师。父母的一言一行，对孩子的个性塑造、人格形成、智力发展、价值观念的取向等都有潜移默化的影响。

家庭教育方式对幼儿心理发展的影响也是不容忽视的。在众多独生子女家庭中，充裕的物质条件使孩子衣食无忧。许多家长在满足孩子物质需求的同时，却忽视了其精神需求。家长不信任孩子的能力，怕孩子吃亏，怕孩子受苦，怕孩子添乱，过度包办代替，致使孩子丧失了许多动手实践的机会，这样实际上导致他们失去了很多体验成功的快乐。

还有一些其他的因素，如家长心理不够健康、行为表现粗鲁、综合素质差、忽视和孩子进行平等的交流等，都会在一定程度上影响孩子的心理健康。

2. 托幼机构对幼儿心理发展起着主导作用

幼儿园的教育是在有目的、有计划、有组织的安排下进行的，是一个以教师和幼儿之间的相互关系为主轴构成的社会集体。其基本功能就是通过教师与幼儿之间的双向交互作用来促进幼儿的社会性发展。在幼儿园的教育中，良好的师幼互动和同伴关系，直接影响着幼儿的社会化进程、自我意识、社会技能和健康人格的发展。

3. 社会是影响学前幼儿心理发展的重要环境因素

学前幼儿和其他社会人群一样，都生活在复杂的社会关系中。社会生活环境和各种因素都在不同程度上影响着幼儿的心理健康。在现代社会中，人们经常处于紧张状态，心理上的种种冲突、压力和焦虑不断地增加。随着时代的发展，计算机、网络等先进科学技术与幼儿的生活日益密切。幼儿与各种社会传媒的接触，直接影响了幼儿道德观念和行为的形成，对其身心发展也会产生重要影响。

（三）主观因素

1. 幼儿自身的心理因素是相互联系、相互影响的

幼儿从出生开始就接受环境的影响，但随着心理的发展和个性的形成，幼儿的主观能动性越来越强。

幼儿的心理活动是相互联系的。比如心理过程和心理状态、能力和性格、智力和非智力因素等，都是相互联系、相互影响的。例如幼儿学钢琴时，爱好钢琴的就很快掌握了一项基本能力，不爱好的则学起来特别费力甚至始终学不会。

2. 幼儿心理的内部矛盾是推动幼儿心理发展的根本原因

幼儿心理的内部矛盾可以概括为两个方面，即新的需要和旧的心理水平或状态。新需要和旧水平的斗争就是矛盾运动，幼儿心理正是在这样不断的内部矛盾运动中发展的。例如：1 岁左右的幼儿在和成人接触中产生了说话的需要，那时他还不会说话。这种矛盾促使他学说话。当他学会了一些单词时，就是发展到新水平了。这时他又产生了要讲清楚自己意思的需要，他用一个词代表各种意思的水平往往使人不理解，不能满足他的需要，对这种新需要来说，说单词又成了旧水平，于是又出现了新的矛盾。

四、幼儿常见的心理问题与矫正

（一）自闭症

1. 自闭症的基本特征

幼儿自闭症是一种广泛性发展障碍，是以严重的、广泛的社会相互影响和沟通技能的损害以及刻板的行为、兴趣和活动为特征的精神疾病。

一般而言，患有自闭症的幼儿会出现的基本特征有下列三方面：

（1）社交发展方面：1）对外界事物不感兴趣，不太会察觉别人的存在；2）与人缺乏目光接触，不能主动与人交往、分享或参与活动；3）在群处方面，模仿力较弱，不能掌握社交技巧，缺乏合作性；4）想象力较弱，极少通过玩具进行象征性的游戏活动。

（2）沟通方面：1）语言发展迟缓、有障碍，说话内容、速度及音调异常；2）对语言理解和非语言沟通有不同程度的困难；3）可能欠缺口语沟通能力。

（3）行为方面：1）在日常生活中，坚持某些行事方式和程序，拒绝改变习惯和常规，并且不断重复一些动作；2）兴趣狭窄，会极度专注于某些物件，或对物件的某些部分特别感兴趣。

2. 自闭症的矫正

（1）教育训练：包括社会技能训练、言语训练、精细动作训练等。社会技能训练即与人交往、与同龄人游戏和交往，主动提问及表达需求等。言语训练包括发言训练、言语模仿、言语理解、社交礼貌用语。精细动作训练包括手指灵活性和协调性训练，如捡球、系鞋带、扣纽扣等，通过训练对其进行改善。

（2）家庭心理治疗：满足患儿心理需要，掌握正确的、科学的教育方法，给予患儿鼓励、解释，纠正异常行为，耐心配合言语训练，避免对患儿冷淡、打骂、责罚或厌弃，帮助患儿纠正各种令人不快的行为。

（3）感觉统合训练：首先，根据患儿的情况，做出个别的细致的训练计划；其次，顺应患儿的兴趣，增强训练的游戏性；再次，做好示范，在确信患儿对某种教具产生注意时，应当迅速示范相应的游戏方法，示范要正确，示范完之后要协助患儿去完成游戏活动，使其对观察到的游戏方法进行巩固；最后，要做好辅助工作，自闭症患儿由于感觉统合不良，很难正确把握一些游戏训练的动作和方法，因此，要给他们一些必要的辅助来完成游戏训练活动，如力量、动作、语言等方面的辅助，多种训练器材和多种方法相结合，提高训练的趣味性。

（二）多动症

1. 多动症的基本特征

多动症，又称脑功能轻微失调（MBD）或幼儿注意缺陷伴多动性障碍（ADHD）。多动症是婴幼儿发病率较高的疾病，男孩发病多于女孩。

多动症患儿的主要特征如下：

（1）注意障碍。多动症患儿注意不能集中或不能持久，而被动注意却亢进，容易被外界刺激而分心。

（2）活动过多。多动症患儿的多动并不主要在"多"，而是他们的行动存在"质"的差异，表现为心不在焉、心神不宁、心慌意乱、有头无尾、杂乱无章。

（3）冲动任性。多动症患儿急躁、易激动、爱发脾气、冲动任性。

在观察幼儿是否患多动症时，要注意把多动症与正常幼儿的好动区别开来。对多动症怀疑者，可借助康奈氏幼儿多动症量表进行初测（见表 8-1）。其计分标准为"没有"计为 0 分、"有时"计为 1 分、"经常"计为 2 分、"总是"计为 3 分，如果各项累计总分为 15 分或超过 15 分，建议家长带幼儿去医院作进一步确诊。

表 8-1　　　　　　　　　　　　康奈氏幼儿多动症量表

症状	没有	有时	经常	总是
活动过多，一刻不停				
兴奋激动，容易冲动				
打扰其他孩子				
做事有头无尾，不能有始有终				
坐立不安，坐不住				
注意力不集中，容易分心				
必须立即满足要求，容易灰心丧气				
经常哭泣，大声叫喊				
情绪不稳，容易变化				
脾气暴躁，常有不可预测的行为				

资料来源：王练. 学前卫生学 [M]. 北京：高等教育出版社，2011：121.

2. 多动症的矫正

（1）给予其正确的引导和帮助。面对多动症患儿不应歧视、不应打骂，以免加重患儿的精神创伤。家长、老师应对其关心、体谅，给予正确的引导和帮助，不能因其好动而感到厌倦。当多动症患儿在学习中出现适宜行为时，应当及时给予奖励，以鼓励他们继续改进并加以巩固。

（2）使其把多余的精力释放出来。多动症患儿的精力比较旺盛，对于他们要进行正面的引导，使其把多余的精力释放出来。家长和老师要多组织他们参加各种体育活动，如跑步、打球、爬山、跳远等，但在安排他们进行活动时应注意安全，避免危险。

（3）对其加强集中注意力的培养。应逐步培养多动症患儿静坐、集中注意力的习惯，从简单活动做起，逐渐延长其集中注意力的时间，多给予关注。如果患儿在集中注意力方面有所进步，要及时对其表扬、鼓励，以进行强化。

（三）感统失调

感觉统合失常，一般称为"神经运动机能不全症"，是一种中枢神经系统的障碍问题，一般都发生在幼儿的身上。这些幼儿的智能测验都在平均水准以上，却有学习上或行动上的障碍，有四分之一以上甚至造成学习成绩低落，被误认为有智障。

1. 感统失调的特征

（1）视觉统合失调。视觉统合失调的幼儿不喜欢阅读，因为在阅读时常会出现读书跳行、翻书页码不对、多字少字等视觉上的错误，演算数学题常会抄错等，从而造成学习障碍。

（2）听觉统合失调。听觉统合失调多数表现为上课注意力不集中、好动、不喜欢和别人讲话、丢三落四、记忆力差，对于别人的呼喊经常没有反应。

（3）触觉统合失调。触觉统合失调的孩子往往对别人的触摸十分敏感，心理上总有一种担心、害怕的感觉，在学习与生活中则表现为好动、不安、办事瞻前顾后，甚至怕剃头、怕打针。

（4）本体觉统合失调。本体觉统合失调的孩子多数表现为站无站相、坐无坐相，缺乏自信，脾气暴躁，粗心大意，根本无法学习。更严重的是本体觉不良的孩子，也会形成严重的语言障碍，由于舌头、唇部动作不佳，所以发音常常不正确；方向感差，容易迷路；身体协调能力不佳、精细动作不良。

（5）前庭平衡失调。前庭平衡失调的特征是：拿东西不稳；左右手不分；方向感不明；容易跌倒，经常撞到墙、碰到桌椅；好动不安，注意力不集中；人际关系不良，有攻击性；缺乏自信；笨手笨脚；等等。

2. 感统失调的矫正

（1）小游戏可以预防或矫正"感统失调"。跳皮筋、弹玻璃球、丢沙包，这些在物资匮乏的年代受推崇而被现代家庭所摈弃的游戏，其实都是很好的感统训练游戏。还有一些游戏，比如"躲猫猫"，也是比较适合锻炼触觉和平衡能力的游戏，当孩子用被子或窗帘等介质挡住身体、屏住呼吸保持不动、全神贯注地尽量不让别人找到时，就可以充分地锻炼孩子动作的协调性和平衡力。另外，平衡能力差的孩子还可以经常跳绳、走台阶、做单脚站立的动作。

（2）过度呵护，会导致"感统失调"。很多家长怕孩子吃饭时掉得到处都是就直接喂孩子吃饭，还有些家长怕孩子自己洗手浸湿衣袖就直接帮孩子洗手，这些看似家长们的呵护行为，都可能会增加幼儿"感统失调"的概率。

（四）恐惧症

1. 恐惧症的特征

恐惧症是指对某一事物或情境产生不必要的、过度的害怕反应。恐惧症至少具有以下特征中的一种：患者所害怕的事物实际上没有危险或虽有危险但患者恐惧的程度大大超过了应有的限度，如害怕毛绒、鸡毛、绳子等；患者的恐惧行为持续较久而且伴有强烈的恐惧症状，出现焦虑和紧张，甚至影响日常生活。

幼儿恐惧症的表现形式如下：

（1）社交恐惧症。社交恐惧症表现为患儿害怕在有人的场合或容易被人注意的场合，会发抖、脸红、出汗，甚至手足无措；不敢在陌生的环境中与别人对坐吃饭，害怕与人近距离相处，会回避与别人谈话。

（2）场所恐惧症。场所恐惧症患儿害怕开放的空间，在人群聚集的地方会感到焦虑；患儿会回避这些地方，出入类似场所必须有自己的家人陪同。

（3）家庭恐惧症。家庭恐惧症的典型特征是听到父母的大声呵斥、稍大的说话声音、开门等声音就会感觉心惊、胆怯、惶恐不安，常表现为焦虑不安、精神萎靡等。

（4）幼儿特殊恐惧症。幼儿特殊恐惧症主要表现为恐高症、恐声症和类似情景恐惧症等，如高空、电梯、强光、雷雨、闪电、锐器、警车的鸣笛声、救护车的喇叭声等。

2. 恐惧症的矫正

（1）帮助幼儿提高认知水平。多鼓励幼儿去观察和认识自然现象，幼儿的恐惧往往是由于缺乏知识或经验不足，或者由于错误的认识引起的。特别是在幼儿不听话时不要对其进行恐吓，很多幼儿害怕鬼怪、巫婆等，就是因为在幼儿不太听话的时候家长或者教师经常会提及鬼怪或者巫婆是很可怕的东西，他们并不知道这些在现实生活中是不存在的。

（2）成人要为幼儿树立良好的榜样。成人要为幼儿树立良好的榜样，要表现出积极、勇敢的一面。年龄小的孩子往往不知道害怕，他们对某些事物的恐惧往往是受了父母和教师的影响。一旦父母或教师对某些事物表现出很恐惧的神情，就会把这种状态传递给幼儿，让幼儿觉得自身的安全在受到严重的威胁。比如，有些家长害怕蟑螂，看到后就大喊大叫甚至逃跑，这种恐惧心理在无形中就会传递给幼儿。

（3）鼓励幼儿要勇敢。让幼儿说出害怕的事物与成人一起来讨论，成人通过暗示帮助幼儿克服恐惧感；对胆小、敏感的幼儿，鼓励他们多参加户外活动，如攀岩、滑雪等，培养幼儿勇敢、乐观、积极向上的精神；平时避免让幼儿看恐怖影片和电视节目。

（4）通过游戏活动，矫正幼儿的恐惧心理。游戏是幼儿的基本活动方式，爱玩也是幼儿的天性。在游戏中，幼儿不仅能学会很多知识和行为规范，还能产生克服恐惧的信心。例如：有些幼儿害怕狗，教师和家长应该设法陪同孩子在没有危险的情况下接近一些温驯的狗，引导幼儿抚摸狗、和狗嬉戏，开展一些与狗互动的小游戏，这样幼儿对狗的恐惧心理就会慢慢消失了。

（五）分离焦虑

1. 分离焦虑的特征

分离焦虑是指婴幼儿因与亲人分离而引起的焦虑、不安或不愉快的情绪反应，又称离别焦虑。在幼儿期间，幼儿入园焦虑最为突出。

分离焦虑的表现：不切实际、持续地担心重要的依附对象受到伤害，或担心自己被抛弃；不切实际、持续地担心灾难会发生在重要依附对象的身上；持续不愿意去上学，是为了和重要的依附对象在一起；不愿意单独睡觉或单独离开家；害怕单独一个人；重复出现分离主题的噩梦；当预期可能或已经和重要的依附对象分离的时候，会感觉到过度的痛苦。

2. 分离焦虑的矫正

（1）适时分离。根据幼儿产生的"妈妈不见了"的倒退行为，可以用玩"捉迷藏"的游戏来化解这种倒退，增强幼儿对客体永久性的认识。

（2）降低亲子依恋程度，积极地引导。在生活中，家长要适当地放手，让幼儿适当地做一些自己想做的事情，使幼儿在没有父母的陪同下也能完成一些力所能及的事情，减轻对父母的依赖，引导幼儿正确地面对分离焦虑。

（3）培养幼儿的社交技能。家长要让幼儿尽量多接触一些家庭以外的大人和孩子，引导幼儿从小就建立良好的同伴关系。当有小伙伴来家里玩时，家长要鼓励孩子把玩具拿出来和其他小朋友一起分享，培养其与人相处的能力。此外，家长还要培养幼儿与陌生人打招呼的习惯，以克服其在陌生环境里的胆小、怕生等情绪。

（六）口吃

1.口吃的特征

口吃俗称结巴，是指讲话不流畅，不自主的语言重复、延长，造成说话困难。从生理表现上说，口吃主要是由于呼吸肌、喉肌及其他与发音有关的器官紧张及痉挛所造成的。语言障碍也会引起心理障碍，心理障碍又影响语言障碍，语言和心理相互作用、相互影响就会导致语言心理失调。

口吃的特征：

（1）讲话时，外部语言急于表达，讲话语速太快、太急，不能和内部语言协调工作，没有正常的节奏和停顿。

（2）语气不连贯，有字音重复、停顿和词句中断等语言口吃现象。

（3）说话时通常伴有身体用力、胸闷、气短等现象，严重的甚至还出现说话时手舞足蹈和脸部肌肉抽搐、痉挛等现象。

2.口吃的矫正

（1）努力消除引起幼儿说话时情绪紧张的因素。在幼儿学习语言初期应营造宽松的学习氛围，幼儿发音不准或不流畅时不要指责或制止。当孩子说话结巴时，家长不要大声训斥更不要嘲笑，要善于诱导，不可操之过急。如果孩子口吃情况稍好一些，家长应及时给予鼓励，增强孩子战胜口吃的信心。在生活中，要禁止孩子模仿口吃，因为有一部分患儿口吃是通过模仿习得的。

（2）有意识地进行一些言语训练。进行言语训练，一定要在肌肉放松时练习发音，让患儿放慢说话速度、延长说话时间，进行反复训练。口吃患儿在唱歌、朗读、讲故事时往往不容易口吃，因为这些行为都在一定的节奏控制下。平时，要鼓励口吃患儿多练习朗读、背儿歌、讲故事，尽量做到富有感情、抑扬顿挫。通过发音法的节奏训练，患儿可以恢复已丧失的语言节律。成人也要起到示范作用，在和患儿说话时语调要平缓、口齿要清晰、保持良好语速。随着幼儿年龄的增长，大多口吃现象会得到改善。

（七）遗尿症

1.遗尿症的特征

遗尿症俗称尿床，通常指小儿在熟睡时不自主地排尿。一般至4岁时仅20%有遗尿，10岁时5%有遗尿，有少数患者遗尿症状持续到成年期。没有明显尿路或神经系统器质性病变者称为原发性遗尿，占70%～80%。继发于下尿路梗阻、膀胱炎等患者称为继发性遗尿。

遗尿症的主要表现就是患者在熟睡时不自主地排尿，除夜间尿床外，日间常有尿频、尿急或排尿困难、尿流细等症状。幼儿发生遗尿症多与以下因素有关：一是大脑功能发育不全。当幼儿进入睡眠状态时，大脑皮质的敏感性下降，对尿刺激不敏感，使幼儿不能及时醒来控制排尿，导致遗尿。二是没进行夜间排尿训练或训练不当。有的家长长期给幼儿夜间使用尿不湿而不进行排尿训练，使幼儿不具备夜间排尿的条件反射。三是体内控制尿液浓缩的抗利尿激素分泌不足。正常情况下，人体在夜间会分泌抗利尿激素促使尿液浓缩、减少尿量。有的幼儿抗利尿激素分泌少，就会导致夜间尿量增多，出现尿床现象。四是其他因素，如幼儿膀胱容量小、精神压力大、睡前大量饮水或环境改变等。

2. 遗尿症的矫正

（1）适时提醒幼儿上厕所。睡前和活动一段时间后，要提醒幼儿上厕所，适时的提醒可以有效减少幼儿尿床现象。培养幼儿良好的作息和卫生习惯，掌握幼儿尿床时间和规律，夜间唤醒幼儿起床排尿 1～2 次。白天避免幼儿过度兴奋或剧烈运动，以防夜间睡眠过深。

（2）减少幼儿对尿床的焦虑。要照顾到幼儿的自尊心，多劝慰、鼓励，少斥责、惩罚。要耐心地对幼儿进行教育、解释，以消除其紧张情绪，减轻其心理负担。同时，要正确处理引起遗尿的精神因素，通过病史了解导致遗尿的精神诱因及可能存在的心理矛盾，对于可以解决的精神刺激因素应尽快予以改善。

（3）到医院诊治。如果幼儿经常出现尿床的现象，可以带幼儿去医院做个检查，看是不是因为某些生理性原因所致。如果是，则要在医生的指导下给予治疗和照顾。

第二节　幼儿问题行为的应对

一、幼儿问题行为概述

学前幼儿问题行为又称偏差行为，是指幼儿发展过程中表现出的异于常态的行为。这些异常行为具有以下特点：一是行为表现显著异于常态，不符合幼儿年龄发展水平，表现为过度、不足或者不适宜；二是异常行为经常出现或持续时间较长，对幼儿自己或他人带来了不良影响；三是幼儿自己不能控制和有效地处理这些异常行为，需要他人帮助；四是行为表现较单一、程度轻，且随年龄的发展而变。

二、幼儿问题行为的分类

由于对问题行为的含义理解不同，研究者们对问题行为的分类也存在差异。

Rutter（1976）将问题行为分为两类：A 行为和 N 行为。A 行为包括说谎、欺负他人、偷东西等违纪或反社会行为；N 行为主要包括心情烦躁、适应困难、睡眠障碍等神经症行为。Achenbach 也将问题行为分为两类，即内化问题和外化问题。内化问题主要是幼儿经历的不愉快的情绪，包括社交退缩、焦虑和抑郁；外化问题主要是违反社会行为规范的行为，包括攻击行为、破坏行为。

韩骢（1995）将问题行为分为六类，即品行问题、攻击与违纪、性活动、神经质、考试焦虑、性回避。王秀珍（2006）从问题行为的内容上将问题行为划分为七类：反社会行为，非反社会行为，自我评价、兴趣和意志方面的问题，退缩行为，神经质、神经症表现，生活习惯，学业能力问题。

一般而言，问题行为可细分为：身体上的攻击性行为；自我伤害的行为；破坏性的行为或是对物品的攻击；扰乱的行为；消极性的攻击或干扰；无意的走失或故意的逃学和离家出走；反复而固定但没有意义的身体动作；情绪化或是社会行为不当的表现。本书中涉及的问题行为是近年频发的，如攻击性行为、幼儿社会退缩、挑食偏食、幼儿恋物、说谎行为、告状行为等。

三、幼儿问题行为的影响因素

影响幼儿行为发展的因素非常广泛，概括起来，可分为内部和外部两大类因素。内部因素包括生理发育状况、气质、个性特征、发育水平、性别等；外部因素包括家庭（父母的个性特征、教养方式、家庭结构、家庭人际关系、亲子关系、婚姻状态、家庭经济状态等）、托幼机构（教育方式、教育观念、师幼关系、同伴关系、教育环境等）及社会（媒体、社会经济状况、社会稳定度等）。

（一）生理发育状况

遗传、脑损伤、母亲怀孕期及围产期受损、新生儿缺氧、婴幼儿期的中枢神经系统感染、幼儿自身发育迟缓等都是导致幼儿发展异常的重要原因。其中，母亲妊娠时的健康状况及围产期安全，是影响婴幼儿行为问题产生的重要因素之一。比如，母亲妊娠时与有毒物品或者放射线接触、围产期新生儿窒息及脐带绕颈等对幼儿行为问题的产生都有影响。

（二）气质类型与性别

古希腊医生希波克拉底（Hippocrates）于公元前 500 年提出，人体内有四种液体，即血液、黏液、黄胆汁、黑胆汁，其中哪种体液占优势便会形成哪种气质类型。比如，多血质的典型特征就是精力充沛、活泼好动、反应敏捷、善于交际，喜怒哀乐都会表现得比较明显；胆汁质的典型特征是胆量较大、粗枝大叶，一般表现为脾气急躁、易于冲动、不善于处理人际关系。

当然，性别也是不可忽视的一部分，男孩活跃程度明显高于女孩，所以男孩的问题行为相应也会多。

（三）发育水平

幼儿身心发育成熟度是影响其行为发展的重要因素。0～6 岁的幼儿，大脑皮质的兴奋大于抑制，注意力不容易集中，动作协调性差，对精细动作缺乏控制，交往时往往以自我为中心，道德行为规则尚未建立。这一年龄段的幼儿具有易冲动、自我控制能力和社会交往能力差等行为特点，是问题行为的高发期。

（四）家庭教养方式

家庭教养方式是在家庭生活中发生的，以亲子关系为中心，以培养社会需要的人为目的的教育活动。通常我们把父母的教养方式分成专制型、溺爱型、严厉型、民主型、权威型。不同的父母，对孩子不同的态度，采取不同的教养方式，对孩子行为方式的影响也是不一样的。比如：专制型的家庭教养方式让孩子感受不到家的温暖，内心压抑，累积不良情绪，会养成抑郁、胆小、退缩、逃避的性格，缺乏自信心、自尊心，甚至有的会变得冷酷、残忍、有暴力倾向；溺爱型的家庭教养方式容易让孩子无法形成健全的、积极的、自由发展的个性和人格，心理上难以成熟，在以后的生活中会表现出任性、自私、为所欲为、无责任感、无进取心等。有效的教养方式对培养幼儿正确的行为方式起着十分重要的作用。

（五）家庭氛围

家庭氛围是指家庭集体中占优势的一般态度和感受。在关系融洽、成员心情愉悦的家庭中，幼儿也会感到愉快、安全，在情绪表现上比较稳定，能较好地控制自己的情绪；在行为表现上，由于心理压力小，则表现得开朗、有强烈的好奇心。在家庭关系不是很融洽的氛围里成长的孩子，在情绪表现上变化比较大，消极情绪多，常发脾气；在行为表现上，因得不到父母的关爱，提心吊胆怕受到惩罚，或表现得急躁、易怒、易攻击。

（六）托幼机构因素

首先是良好的师生关系。在托幼机构中，幼儿与教师的关系是最基本的人际关系。如果幼儿与教师之间的关系不融洽甚至紧张，会引起幼儿心理失调，进而容易引发一系列的问题行为。有行为问题的幼儿，常常被认为是"捣蛋鬼"，因此很少能够得到教师的积极关注、鼓励或者支持，相反，他们往往会受到更多的批评和训斥。在托幼机构中，要建立良好的师生关系，创设有益于幼儿心理健康的心理环境，需要建立一种民主、自由、支持、认可、赞同和接纳的氛围，让幼儿更好地成长。

其次是友好的同伴关系。随着幼儿年龄的增长、认知能力的发展、活动范围的扩大，与同伴交往的机会和时间就会越来越多，同伴关系对幼儿身心发展的作用也就越来越大。有行为问题的幼儿，一般在集体中都处于不受欢迎、经常被拒绝或者被忽略的地位，不受欢迎的幼儿在与同伴交往时比受欢迎的幼儿有更多的困难，长此以往，他们在人际交往中会变得愈发害羞、孤单、焦虑。有研究证明，具有攻击性行为的幼儿常遭到同伴的拒斥，由于遭到同伴的拒斥，具有攻击性行为的幼儿逐渐对同伴失去信任，导致其攻击性进一步增强。

（七）社会因素中的媒体因素

随着电视、计算机的普及，媒体对幼儿心理及行为发展的影响力逐渐增大，幼儿对世界、对社会的探索途径也就越来越多，但同时也会有一些负面影响，比如很多暴力性质的影片容易让一些幼儿产生好奇心进而去模仿。

四、幼儿常见的问题行为及矫正

（一）攻击性行为

1.攻击性行为的特征

攻击性行为是指具有伤害意图或伤害的有意性行为，是幼儿高发的问题行为，也是被研究者广泛关注和研究的问题行为之一。其通常表现为身体攻击和言语攻击，身体攻击包括推人、咬人、拽人，言语攻击主要是指说脏话、骂人。

具有攻击性行为的幼儿一般与同伴的关系较差，得不到同伴的接纳和认可，也是教师眼中不受欢迎的人。如果幼儿长期生活在这样一种消极的环境中，其身心发展就会受到严重的影响。因此，作为幼教工作者要重视幼儿的攻击性行为，认真查找原因，并想办法加以纠正。

2. 攻击性行为的矫正

（1）树立正确的幼儿观和教育观。教师应尽可能给予每个幼儿情感上的支持和关怀，不以自己的喜恶影响幼儿与同伴的关系，即使幼儿有一些行为问题，也应该把它看作是幼儿身心发展过程中出现的正常现象，耐心去引导、教育，而不能因此去歧视甚至冷嘲热讽，这样做只能加剧幼儿攻击性行为，幼儿也会从教师的身上学会敌意、冷淡等不良的情绪情感，不利于幼儿攻击性行为的纠正。

（2）帮助幼儿转移情绪，给幼儿提供宣泄的机会。教师在纠正幼儿攻击性行为时，不要让幼儿用破坏性的方式去发泄情绪，引导他们采取积极的方式去表达或发泄情绪。首先，要让幼儿学习认识各种情绪特征及其后果，特别是要让幼儿对一些过激情绪有初步的认识；其次，教给幼儿一些情绪表达的方法，比如，可以教幼儿用语言方式表达内心的感受，运动也是一种调适幼儿情绪的好方法，如打球、扔沙包、玩水、玩沙、唱歌、跳舞等；再次，还可以专门开辟"发泄角"，放置拳击手套、软沙袋等材料，幼儿可以在这个活动区内得到情绪上的宣泄和满足。

（3）提供充足的材料与空间，避免攻击性行为的产生。幼儿园里由于人多空间狭窄，人与人之间过于拥挤时极易引发摩擦、争吵与攻击性行为。因此，幼教工作者在布置环境、投放材料和组织活动时，要为幼儿提供足够的空间、材料、玩具和图书等。在活动中可采取分组进行的形式，避免幼儿等待的时间过长。在提供材料时，尽量保证幼儿人手一份，这样幼儿攻击性行为的次数就会减少了。

（4）让幼儿学会分享、懂得谦让。教师应根据幼儿的实际情况，在环境布置、主题活动、一日生活中渗透分享和谦让教育。可以让幼儿带蛋糕来幼儿园过生日，体验分享后的快乐；或者通过故事阅读与学习，让幼儿体会同伴之间谦让、分享所带来的快乐；抑或通过一系列的教育活动或者生活活动，让幼儿学会等待、分享和谦让。

（5）帮助家长树立正确的教养观念。针对幼儿家庭教育中存在和出现的问题，教育者有责任帮助家长转变教养观念、树立正确的幼儿观和教育观，并通过家长学校、家访、家长园地、家长会等形式向家长宣传科学育儿知识，使家长掌握科学育儿的内容、原则和方法等，提高教养水平，在一定程度上也能减少攻击性行为的发生。

（二）幼儿社会退缩

1. 幼儿社会退缩的特征

幼儿社会退缩是指在社会情景下或者在同伴环境下，幼儿所表现出的各种独处行为，表现为较低的互动频率。

有退缩行为的幼儿，平时表现为孤独、胆小、低头、吮吸手指、怕与人接触、性情孤僻、神经过敏、经常处于紧张状态等。在幼儿园中，他们沉默寡言，不会主动和同伴进行交往，集体活动时注意力不集中，经常会咬指甲，不爱回答教师的问题。在家中，来了客人，他们通常会赶快躲藏起来，怕见外人，对家长的依赖性强，不敢独立尝试。在游戏中，他们与自己熟悉的人在一起，还是能高高兴兴地谈笑与玩耍，并无任何行为异常的表现，自己的东西不喜欢别的小朋友碰，不愿与自己不熟悉的孩子打交道，大部分时间喜欢看着别的小朋友玩而自己不参与，即使参与也是较慢的反应，缺少互动。

2. 幼儿社会退缩的矫正

（1）放开孩子，多给孩子提供锻炼的机会。幼儿在接触外界事物、学习知识时，的确离不开成人的帮助，但现在许多父母把这种帮助变成了代替，常常为孩子包办一切，孩子时刻处于被安排与被保护之中。家长的这种包办与代替，使孩子失去了克服困难的心理体验，减弱了对环境的适应能力和信心，会使幼儿从心理上、行为上过分地依赖成人，以后一遇到困难就手足无措。所以，在日常生活中，成人要有意地鼓励幼儿做一些力所能及的事情。

（2）培养幼儿的自信心。首先，要鼓励幼儿凡事试一试、做一做，体验成功的喜悦。幼儿经过一定努力，学会独立做一件事，体验到成功喜悦的同时，也会增强自信心。其次，抓住时机，及时评价。成人要善于发现幼儿的点滴进步，并以积极的态度给予赞扬和鼓励，从而强化幼儿的行为，增强幼儿的自信心。

（3）教育幼儿正确面对挫折。幼儿在自己的生活中也会遇到各种问题、困难，有的困难通过努力比较容易克服，但是有时遇到的问题是一时解决不了的，幼儿往往会产生消极反应、垂头丧气甚至情绪不稳定。这时，成人如果不及时地引导幼儿，幼儿就不能较快地走出失败的阴影，这样会大大打击幼儿的自信心，使他们对自己的能力产生怀疑，久而久之，容易使幼儿出现退缩行为。

（三）挑食偏食

1. 挑食偏食的特征

挑食偏食是指幼儿在进餐中表现出的明显进食喜好偏向，只吃某些食物而不吃另一些食物。中国医师协会营养医师专业委员会公布的调查数据显示，目前中国有40%以上的幼儿存在挑食偏食等不良饮食行为问题。

幼儿挑食偏食的表现如下：用语言来表达其对某些食物的厌恶；当保教人员把某些食物放到他们的碗里时，会表现出很厌恶；设法把自己讨厌的食物拨到自己的碗外；自己讨厌的食物即使含在嘴里，也一直不会咽下去；设法摆弄食物，就是不将其放进嘴里；偷偷地将其讨厌的食物扔到地上或者垃圾桶里。

2. 挑食偏食的纠正方法

首先，教育者应为幼儿树立一个良好的榜样。要求幼儿吃的东西，教育者自己也要吃，并且在幼儿面前通过语言、表情、行为表现出很喜欢吃的样子，这样会激励幼儿去吃相关食物。对幼儿不感兴趣的食物，教育者要故意做出"有滋有味大口吃"的样子，并给予"真好吃"的称赞声，为幼儿做表率，一旦幼儿尝试了一点儿就要及时给予表扬。

其次，放松心态、避免强迫。遵守幼儿饮食的"黄金规则"，即：吃什么、什么时候吃、在哪吃是由教师决定的，吃不吃、吃多少要让幼儿自己来决定。幼儿不爱吃饭时，可暂时端走饭菜下顿再吃，既不要责备或强迫幼儿吃完，也不可滥用零食填补，要让幼儿逐渐建立"正餐为主，零食为辅"的观念。

再次，精心改进烹调食物的方法。合理选择种类丰富的食物，保证一天或一周内吃到适量的肉、蛋、鱼、虾和足量的主食与蔬菜、水果。改变食物的大小、形状、颜色、软硬、搭配以及餐具的颜色等，都可能转变幼儿对食物的印象。例如：有的幼儿不吃鸡蛋黄，可以把生鸡蛋和面粉调和在一起，烹制成鸡蛋软饼或者鸡蛋面条；有的幼儿不吃胡萝卜，可以把胡萝卜做成胡萝卜羊肉馅包子或者饺子；有的幼儿不喜欢吃西兰花，可以把西兰花摆盘做成花朵的样子，以增强幼儿的食欲。

同时，在幼儿园要开展有关营养知识的学习活动，可采用舞台剧、表演游戏等幼儿喜欢的形式，学习、了解各种食物对健康的好处及挑食偏食的危害。或者利用幼儿进餐前的时间，选择跟挑食偏食相关的绘本，进行餐前教育，告诉幼儿要养成膳食均衡、不挑食偏食的习惯。

（四）幼儿恋物

1. 幼儿恋物的特征

幼儿恋物指的是幼儿对某一物品产生强烈的依恋，并从物品中获取安全感的现象。幼儿对物品的依恋表现为一种强烈的需求，离开依恋的物品就开始焦躁、哭闹，常常抱着某些物品才能入睡、吃饭等，严重的会呈现出一种24小时形影不离的状态。

幼儿恋物现象的原因可以从心理和生理两方面来分析：首先是安全感的缺失。这是恋物的源头，家长和教师必须重视。幼儿的恋物行为很大程度上是因为内心需求得不到满足，从而缺乏安全感导致的。其次是接触的需要。有恋物行为的幼儿喜欢抱着、含着、抚摸着自己依恋的物品，这种身体接触和摩擦，不仅可以促进其感知觉的发展，还可以让他们得到一种心理上的放松。

幼儿恋物不是一种病态行为。只要幼儿的行为、情绪、智力等方面发育正常，幼儿恋物行为就不是异常的。这是一种成长过程中的正常阶段，幼儿通过这样的行为完成从"完全依恋"到"完全独立"的过渡。然而，如果幼儿的依恋行为处于一种极端的状态，几乎 24 小时都离不开自己的依恋物时，家长就要给予足够的重视，因为这种依恋可能会对幼儿的身体、行为、情绪等发育造成很大的影响。

2. 幼儿恋物的矫正

关于恋物是否需要矫正存在两种不同的观点：一种观点认为恋物属于问题行为，需要及时矫正；还有一种观点认为，恋物可以让幼儿获得生理上的满足，能够让幼儿有安全感，不需要矫正。笔者认为，对于轻度恋物行为可以先观察，对于重度恋物行为需要适当地控制。

（1）要注意循序渐进，切忌操之过急。不能简单、粗暴地拿走幼儿依恋的物品，幼儿对某一物品的依恋只是暂时代替了对亲密抚养人的依恋，简单、粗暴的拿走幼儿依恋的物品会增加他们的恐惧感、不信任感和不安全感。

（2）抓住生活的契机，逐步减弱幼儿对物品的依恋。教师可以鼓励幼儿大胆和同伴交流，给予其更多的关注，帮助幼儿顺利摆脱恋物情结；可以鼓励幼儿从家里带一些好玩的玩具和其他小朋友一起分享，让幼儿从分享中体会与人交往的快乐；可以鼓励幼儿加入到其他小朋友的游戏活动当中，淡化对依恋物的依恋。

（3）家园配合，一起矫正幼儿的恋物行为。教师和家长应共同关注并正确对待幼儿的需要，教师可以鼓励家长做一些事情，比如平时多拥抱孩子、多抚摸孩子的背部和头顶，即使让孩子睡在自己的房间，也要进行睡前安抚工作，可以讲个孩子喜欢听的绘本故事或者哼唱能够帮助孩子入眠的歌曲等。由于幼儿认知水平低，会畏惧噩梦和黑暗，所以硬性将孩子与父母分开是一件很不科学的事情，很多幼儿都是在入睡前的害怕、不安中染上恋物癖的。

（五）说谎行为

1. 说谎行为的特征

说谎行为是指幼儿说的话与事实不符，编造出各种各样的话来骗人的一种行为。幼儿说谎的原因是多样的，根据心理因素来分析，幼儿说谎可以分为无意说谎和有意说谎两大类。

无意说谎指幼儿没有故意说谎骗人的主观动机，还意识不到自己在说谎，也不会伴随出现紧张、内疚、恐惧等情绪体验。这种谎话与意志品质毫无关系，因而不能称之为真正意义上的谎话。无意说谎与幼儿的生理特点相关，比如经常把幻想与现实混淆、记忆缺乏精确性等。

所谓有意说谎是指幼儿有说谎的动机，并且能意识到自己在故意说谎，说谎时有时还伴随出现紧张不安、恐惧、内疚等情绪体验。出现这种行为的原因大多是由于周围不良的生长环境造成的，是社会有形无形的影响和大人有意无意的教唆造成的，在潜移默化中使孩子学会了说谎。

说谎的年龄阶段特点：

（1）2～3岁幼儿说谎的特点。3岁以下幼儿的说谎行为是一种极为常见的现象。这时的孩子很难分辨出自己是在说谎话还是在说实话，这时期孩子的谎言大多数是因为活跃的想象力和幼年健忘等原因造成的。

（2）3～4岁幼儿说谎的特点。这一时期的幼儿说谎时会不假思索脱口而出，讲一些不符合实际的假话，多半是为了实现某些愿望所致。这一时期是防止幼儿说谎的关键期。

（3）4～6岁幼儿说谎的特点。在这一阶段的孩子因为害怕受到惩罚而试图欺骗，谎话成了保护伞。此时是帮助幼儿改正说谎问题的最佳时间。

2. 说谎行为的矫正

对于无意说谎的幼儿，应当多丰富他们的生活经验、提高他们的认知水平，可以多带他们去参观、旅游、体验，这样可以缩短他们的想象世界和实际生活的差距。而对于幼儿的有意说谎行为，教师、家长应当给予足够重视，可采取如下措施：

（1）正确对待幼儿的过错。当幼儿犯错误时，教育者要本着关心爱护幼儿的原则，态度温和地鼓励幼儿承认错误、改正错误。比如，在科学区，地上出现很多水，孩子们却都说不是自己弄洒的，这时教育者不应关注说谎这件事情本身，而是应首先解决眼前水洒了的问题，然后教育者可以鼓励幼儿说真话，告诉孩子水洒了没关系，我们可以擦干净，要勇于说真话，这样老师还是爱你的。这对幼儿勇于讲真话会有很好的效果。由于幼儿的生活经验不足会经常犯错，教育者只有正确对待幼儿的过错，幼儿才会信赖你、亲近你、敢于向你说真话。如果用训斥、讥讽或体罚来对待幼儿的过失，就可能使其为了逃避过错而说谎。

（2）为幼儿营造良好的环境。为幼儿营造民主、宽松的心理环境，可以从一定程度上减少幼儿说谎的行为。幼儿的说谎在很大程度上与教育者的严厉有关，如果教育者责备过多，幼儿就会为躲避批评或惩罚而说谎。同时，教育者也要以身作则、树立榜样，不对幼儿说谎，在日常生活和工作中注意做到言行一致、诚实守信；不要为了一时讨好幼儿随意许诺一些事情，万一不能兑现，幼儿会觉得大人在说谎，并认为说出来的话可以是做不到的，慢慢地也会效仿这种行为。

（3）加强家园联系，协调、一致地进行教育。作为教师应该对幼儿的一些不良行为给予科学的教育。不过，这里也需要家长的大力支持和配合。只有教师、家长共同努力，才能教育好孩子。加强家园联系是教育幼儿不说谎、养成诚实品格的重要保证。教师和家长之间要密切配合，及时沟通幼儿在家、在园的情况，共同促进幼儿诚实品格的养成。

（六）告状行为

1. 幼儿告状行为的特征

告状，指的是人与人之间发生某种冲突、矛盾而不能自行解决时出现的，借助第三方力量来解决纠纷的一种特有的人际行为。

告状是幼儿园里出现次数最多也是最为复杂的行为，幼儿告状是指幼儿认为自己或同伴受到了欺负，或发现某种行为与幼儿园集体规则、教师的某项要求不相符合时，向教师发起的一种互动行为。

学前期，幼儿的告状现象比较普遍也很频繁。幼儿告状的动机大概分为如下几个方面：

（1）寻求成人帮助或关注。幼儿有时会遇到一些自己解决不了的事情，就会出现告状行为，比如，自己正在看的绘本被其他小朋友抢走，此时的告状就是希望能够获得教师的帮助和关注。

（2）试探成人。试探型告状是指当幼儿看到同伴在触犯或违反规则时向教师或家长告状的一种行为，意在揭发其他幼儿的行为以试探教师的态度。比如，科学区的小朋友们都在小心翼翼地用水，因为教师要求不能把水洒到地板上，有的小朋友可能发现地上有水就会告诉教师，如果教师明令禁止，这位小朋友可能会继续小心翼翼地取水、用水，如果教师没有理会这件事，这位小朋友有极大的可能也会把水洒到地上。

（3）道德激发的告状行为。在道德发展的基础上，幼儿会为了维护规则或伸张正义而采取检举他人的不良行为。他们对事物的是非观念没有一个正确的认识，他们喜欢把教师的是非观念当成唯一的标准，非常在意教师的评价，遇到事情就会告诉教师。

2. 幼儿告状行为的矫正

（1）重视幼儿的告状，对幼儿的告状持宽容态度。爱告状是3～6岁这个年龄阶段普遍的现象，从积极意义上说，幼儿告状正是他们亲近社会的一种表现，只有在幼儿相互交往中，幼儿的社会实践能力才能不断地发展。同时，在这个阶段的幼儿会把成人的态度作为是非曲直、善恶好坏的最高标准，所以教师应耐心指导幼儿的告状行为，帮助幼儿解决一些生活中遇到的小问题。

（2）认真倾听幼儿的告状，分析原因，区别对待。对于幼儿的告状，成人要耐心倾听、全面了解，才能有针对性地应对。在处理幼儿试探性告状行为时，教师对幼儿试探的问题要给予明确的答复，表明支持或反对的态度，让幼儿知道什么是正确的、什么是错误的，以增强幼儿的是非观念。在处理为打抱不平或维护纪律而产生的告状行为时，教师要区别对待。对于有必要查清的问题必须查清并进行处理，对汇报情况与积极维护纪律的幼儿要给予表扬。对于没有必要查清的问题，要给予适当的解释和说明。在处理由于嫉妒他人而产生的告状行为时，教师首先应该帮助幼儿学会正确地看待他人的优点，积极引导幼儿的自尊心和进取心朝着健康的方向发展。

（3）教师还可以在日常生活中组织各种形式的活动，培养幼儿独立解决问题的能力和分享意识，以减少告状行为。教师可组织幼儿观察影视动画、听故事等，有目的地引导幼儿评价其中人物的行为，从而丰富幼儿是非的感性经验，提高他们的辨别能力和分享意识，同时还可以教给幼儿一些解决矛盾、处理问题的策略，如学会使用礼貌用语、学会谦让、共同协商等，减少幼儿的不良行为。教师也可组织幼儿通过讨论、角色扮演等形式，再现一些幼儿日常生活中遇到的问题，让幼儿来想办法解决，从而提高幼儿独立处理问题的能力和判断是非的能力，以减少幼儿告状行为。

（七）幼儿"偷窃"

1. 幼儿"偷窃"的特征

偷窃在法律上的定义是：用不合法的手段秘密地盗取他人钱物的行为。作案者行事隐秘，不希望被他人发现。幼儿的"偷窃"是指不经别人的允许拿或者保留别人的东西。

幼儿的有些"偷窃"行为并不是真正意义上的偷窃，因为幼儿没有太多"物权"概念。幼儿的思维模式是以自我为中心的，很难分清"你的""我的""他的"，所以只要看到自己喜欢的就直接拿走了。年龄越小，这种现象越明显。

幼儿之所以出现"偷窃"，也是由诸多原因引起的：

（1）幼儿自身因素。幼儿除了以自我为中心的思维模式之外，还容易把想象与现实相混淆，还不能把想象的事物和现实的事物清楚地区分开来，常常把想象当成现实。看见别的小朋友有自己喜欢的玩具，他们就会想象如果自己有的场景，在想象的过程中就容易把这个玩具当成自己的。幼儿"偷窃"行为的形成，在一定程度上也可能是因为他们的一些基本的需要没有得到满足。比如：小朋友们都有的东西某个小朋友没有，而他自己却非常渴望拥有，这样可能会导致"偷窃"行为；又或者有的小朋友缺乏成人的关注或关爱，于是他们就会运用一些欺骗性手段和"偷窃"行为来吸引成人的注意。

（2）家庭因素。不科学的家庭教育方式也是导致幼儿出现"偷窃"的原因，如果家庭教育方式过于严厉，幼儿可能不敢说出自己的需求或者即使说了自己的需求也会被家长严词拒绝，幼儿很可能会通过拿取其他小朋友的物品来满足自己的需求。如果家庭教育方式过分宠爱，会使幼儿对是非观念标准比较模糊，想得到什么东西可能都会毫不顾忌地去拿。

（3）不良的环境因素影响。幼儿出现"偷窃"行为也可能是受到成人或同伴行为的影响：如果身边的成人或者其他小朋友有私自拿别人东西的行为，并且这种行为被幼儿看到，他们就会效仿这种行为。还有就是大众传媒的不良影响：随着科技的发展，幼儿越来越多地接触到电脑、电视等一些数码产品，里面充斥着暴力、偷窃等不良的东西，由于幼儿思维发展水平和道德判断标准的局限性，加之幼儿的模仿性极强，很可能会对幼儿造成误导。

2. 幼儿"偷窃"的矫正

（1）确定幼儿出现"偷窃"行为的原因，区别对待。对于年纪较小、处在以自我为中心阶段的幼儿，拿了别人的东西，成人不必过于担心，可以耐心地告诉幼儿"这是别人的东西，我们不可以拿走"，在类似环节中逐渐树立幼儿的"物权"意识。对于年纪稍大、故意拿别人东西的幼儿，成人必须严肃对待，告诉幼儿这种行为会产生的严重后果，必须让幼儿归还所拿物品，但一定要注意，在这种场合下不要责骂、嫌弃或鄙视孩子，而要心平气和地给孩子讲道理，不要让孩子觉得自己是个坏孩子。

（2）成人要为幼儿树立榜样，营造良好的氛围。幼儿模仿能力强，而模仿的对象首先是父母，所以父母要严于律己、不贪小便宜、不随便拿别人的东西，给孩子做个好榜样。当成人和幼儿一起看见其他人出现类似不良行为时，成人应该随机教育，告诉幼儿这种行为是不对的，帮助幼儿逐渐树立是非观念。

（八）说脏话

1. 幼儿说脏话的特征

脏话没有具体的解释，它只是人们在语言交际中出现的一种不雅、不文明的词或句。在现实生活中，脏话在大人眼里就是说脏话的人不文明、没素质，但是在活泼可爱的幼儿眼里说脏话则不代表什么，他们甚至会觉得说脏话好玩、好听、有威严，所以他们会去说、喜欢说。

幼儿处在认知世界和理解世界的特殊时期：2～3岁的幼儿正处于善于模仿的时期，3岁到学龄前的幼儿已经学到了大量的词汇并能初步理解说话者的意图。虽然各年龄段对语言的掌握能力不同，但都有一个共同的特点，就是幼儿并不能理解会话背后的复杂信息。

当幼儿与同龄人交流时，脏话会使他们变得更"酷"，使他们在同龄人中显得不同。当与同龄人发生矛盾或者宣泄不满时，脏话往往由于其语言结构特点，更能表达情绪。这都使幼儿觉得脏话相比于其他语言更有用，而去刻意地使用。

2. 幼儿说脏话的矫正

（1）净化幼儿语言环境。幼儿的语言行为多为模仿，脏话行为也不例外，所以教师和家长应该避免在幼儿身边使用脏话。同时，教师和家长还要用心为幼儿选择图书和媒体节目，为幼儿选择适宜的内容，杜绝让幼儿看一些当前流行的但是不适合幼儿观看的绘本和电视节目。

（2）教给幼儿正确的表达方式。当幼儿由于没学会正确的表达方式而说脏话时，家长与教师应该努力了解幼儿想要表达的意思并教给幼儿正确的表达方式。家长与教师在纠正幼儿脏话行为时态度必须坚决，不能妥协，并辅助以奖励等方法鼓励其使用正确语言。

（3）不做强化幼儿说脏话的事情。孩子有时也许是出于好奇才会说出脏话，其实他们本身并不了解是什么意思。如果年龄小的孩子说出脏话，父母可能会觉得好玩而不以为然；如果年龄大的孩子说脏话，父母则会生气、训斥孩子。不管是哪种原因，父母的反应都会强化其说脏话行为的记忆。当幼儿说出脏话时，成人过分的关注会使幼儿在一定程度上觉得说脏话是件很容易吸引别人注意的事情，在类似情境下，他们会很乐意选择脏话。所以当幼儿下意识说出脏话时，成人应该尽量保持平静，避免强化幼儿的说脏话行为，同时要告诉幼儿说脏话是很不文明的行为，要杜绝。

（4）榜样模仿法。由于幼儿认知水平有限，所以单纯用讲道理的方式来教育幼儿不讲脏话往往达不到最好的效果。教育者可以选择一些能起到教育作用的故事，和幼儿一起来看看故事中的人物是怎样说话的，或者选择一些优秀的文学作品，让幼儿扮演、模仿，利用榜样的力量使幼儿产生说脏话是不好的行为的心理体验，再通过一些游戏来强化这种体验，以达到寓教于乐的目的。

"千里之堤，溃于蚁穴"，孩子的身心发展是一个完整的统一过程，不能割裂开来孤立地逐个培养，也不能先培养这一方面后培养那一方面。因此我们应重视孩子早期的品德教育，既要抓得早又要抓得严，既要纠正孩子的不良思想和行为又要让孩子明白一定的道理，逐渐掌握是非、善恶的标准。

第三节　幼儿心理行为问题的保健方法和技术

一、模仿心理疗法

模仿心理疗法（Modeling Therapy）又称作示范心理疗法，它是通过让当事者观察、学习和模仿正确的行为以达到矫正其适应不良的行为或神经症适应方式的心理治疗方法。模仿心理疗法可以被看成行为疗法的一种，对绝大多数行为问题与心理问题都有良好的治疗作用，它尤其适用于幼儿遗尿症、攻击行为、社交焦虑症等障碍。一般来说，患者年纪越小，模仿心理疗法的效果越理想。

治疗者在实施模仿心理疗法时要注意以下几个要点：

（1）示范者与当事者（或叫观察者）在性别、年龄、身份等方面相似性要高，不能差异太大，差异越大示范效果越差。

（2）示范者与当事者之间匹配性越强，当事者模仿学习效果越好，因此，一定要注意其匹配性。

（3）示范不一定一次或数次就能产生效果，因此，一定要有耐心，反复示范，直到产生预期效果。

（4）示范不可生搬硬套，要有灵活性和针对性。

（5）要注意选择障碍类型，正确评估模仿心理疗法对某一特定障碍的适应价值，然后再决定是否采用该疗法。一般来说，对于某些重度障碍或具有明显生理基础的心理和行为问题，模仿心理疗法往往难以发挥作用，其只能作为一种辅助治疗的手段。

案　例

明明本来是个胆子很大、很顽皮的孩子，却因为一次特殊的经历患上了恐暗症。曾经有一次，明明在邻居家里看了一部恐怖的动画片。看完后，他开始变得多疑与胆怯，以致到后来他甚至连光线偏暗的地方都不敢去，他总觉得黑暗的地方有鬼怪。如果必须要经过黑暗的地方，他会吓得全身出冷汗、心跳加速甚至发出尖叫声。

明明的妈妈担心孩子会被吓出大问题，就带着明明去看心理医生。医生先解释了该症状发生的原因，然后让明明与两个根本不惧怕黑暗的、年龄与他相仿的孩子待在一间黑屋子里，再逐渐提高黑暗等级。刚开始做示范时，明明还是非常恐惧黑屋子，不过医生不断鼓励他要向两个小伙伴学习。接下来，医生又让他和两个小伙伴中的一个长时间待在一间黑屋子里，并且在黑屋子里放置了一台录放机，不断播放预先准备好的鬼怪故事。示范结束，医生让这名小伙伴走出黑屋子，让他将自己不惧怕黑暗与鬼怪故事的体验告诉明明。明明听后有些受鼓舞，医生趁机让明明单独进入黑屋子，接下来反复让其进出黑屋子，并不断延长他待在黑屋子里的时间。五天之后，医生让明明单独待在黑屋子里并让他看鬼怪片，而此时的明明已经不再惧怕黑暗了。

二、游戏疗法

游戏疗法是一种针对幼儿心理发展特点和心理治疗难点的特殊疗法，它以游戏活动为媒介，让幼儿有机会自然地表达自己的感情，暴露问题，并从中自我解除精神困扰。

在游戏治疗室，玩具好比是幼儿的词汇，而游戏好比是幼儿的语言。透过游戏，幼儿能表达许多他们尚不能清楚地用言语来表达的感觉和经验。在受过专业训练的治疗师的陪伴下，幼儿能自然而然地玩出他们的心境、困惑和日常生活中遭遇的挫折，一旦这些问题得到处理，幼儿的适应力就会提升，因而更有能力来应对并解决心理的挫折和创伤。

游戏疗法一般可分为以下几类：

（1）角色扮演游戏。通过角色扮演游戏，让幼儿扮演母亲、父亲、教师或其他角色，让幼儿在扮演的过程中体验角色、宣泄情绪、表达愿望，从中了解幼儿的想法。

（2）象征性游戏。利用小玩具做一些短小而带有情节的象征性游戏，让幼儿在游戏中约束自己的行为，达到规范其行为的目的。

（3）模仿游戏。这种游戏方法主要通过模仿活动，发展幼儿的自我意识，培养他们的自我约束能力。一旦幼儿出现失控行为，应立刻进行干预和指导。

（4）画画游戏。画画游戏的作用是利用实物控制幼儿的动作和行为，幼儿经过长期的训练能够有意识地控制动作、规范行为。这种游戏活动的重点不在于激发和鼓励幼儿如何想象和创造，而是帮助他们通过画画学会控制自己。

（5）规范游戏。通过打子弹、下棋、投球等具有竞赛性质和固定规则的游戏，让幼儿学习遵守规则。

案 例

一个 4 岁的女孩郁郁寡欢、喜怒无常、行为退缩、沉默寡言。她最初被带到游戏治疗室时，对治疗者持不信任态度，但是不久就开始在游戏治疗室内摆弄玩具了。到了第 3 次去治疗室时，她开始显得比较轻松了，她的游戏也带有较多的自发性。一次，她从一堆玩偶中挑出了 5 个，将其中的 4 个排成一行，说这 4 个玩偶中一个是"爸爸"，一个是"妈妈"，还有两个是她的"弟弟"，又指着那个没有排在行列中的第 5 个玩偶说这是她自己。治疗者问："为什么你不同家里的其他人在一起呢？"女孩听了之后就哭了，然后捡起被指作爸爸、妈妈的玩偶使劲地往墙上摔，嘴里还说："因为他们只喜欢男孩，他们不喜欢我，他们不想要我！"

在宽松的氛围中，此类游戏会使幼儿的问题得到暴露，幼儿可以没有任何心理负担而淋漓尽致地发泄自己的情绪，这是通过与幼儿或家长谈话所不可能做到的。成人应该让幼儿通过类似的适当的途径发泄自己的负面情绪，并在游戏中对幼儿加以适当的引导和教育，这在一定程度上对幼儿的问题行为会产生积极的作用。

三、代币法

代币法就是运用代币并编制一套相应的激励系统，来对符合要求的目标行为的表现进行肯定和奖励。代币起着表征的作用，只是一个符号，在幼儿园里尤其是以小红花、红五星等为代表，也可以是记分卡、点数等，可以根据情况灵活运用。代币法是心理治疗中常用的一种行为疗法，通常对于 10 岁以下的幼儿效果显著。

代币法具体的操作方法如下：

（1）成人必须了解孩子的兴趣与愿望，比如孩子最喜欢的东西、最想要的玩具、最想去的地方、最爱吃的食物等。

（2）父母与孩子一起罗列出需要改善的行为。

（3）按照从易到难的顺序将行为排序，并从中选择几条写出具体的目标。这里特别要指出的是：其一，行为目标一定要具体、明确，而不能像"注意力要集中""好好听老师讲课"等那样抽象；其二，刚开始实施时，行为选择不宜过多，一般不超过五条，而且一定要至少有两条是孩子容易做到的，给他们以信心坚持。

（4）确定"代币"的表示方法，如：打√，或者记"红五星"。

（5）确定行为达到时可以得到的"代币"数量，比如：听课时不搞小动作，奖励三颗红五星。

（6）确定"代币"与奖励的兑换标准，比如：十颗红五星可以换得什么，二十颗红五星可以换得什么。

（7）确定"代币"兑换的时间，比如每周五的晚上，当然，刚开始的时候，可以两天给孩子兑换一次，以激发孩子的兴趣。

（8）在执行过程中，特别要注意以下三点：1）不倒扣，只记录孩子积极的行为，不要因为孩子的某次消极行为而将以前的代币取消。比如：孩子周一做到了，而周二没有做到，千万不要将周一的成绩也一并取消了。2）强调"连续性"，也就是如果孩子能持续出现某个目标行为，那么就加大奖励，因为"连续性"是形成习惯性的基础，如果孩子为了得到"代币"与"奖励"而连续保持某个行为，那么三个星期后该行为将逐渐成为习惯。3）合理控制奖励的来源，减少有干扰性的盲目奖励，即：在实施"代币"的过程中要家园一致配合，使孩子得到奖励的来源尽可能相同。

（9）为了记录方便，最好做一张记录表。

案　例

代币法纠正欢欢的不良饮食行为

在一个多月以前，欢欢吃饭环节的态度和习惯一直令父母不快。她总是磨磨蹭蹭的，或者集中不了注意力好好吃饭。为此，父母教训过她、哄过她，却一直得不到长效。后来父母使用了代币法，发现欢欢的不良饮食行为得到了很大的改善。

矫正目标：养成好的吃饭习惯。

矫正准备：

1. 确定代币的方法。用各种颜色的卡纸剪成小花的形状。

2. 选择强化物及兑换标准（见表8-2）。选择欢欢喜欢的、积极的东西作为强化物。

表 8-2　　　　　　　　　　　强化物及兑换标准

强化物	代币数
喜欢的洋娃娃玩具	10
最喜欢的冰激凌蛋糕	20

3. 拟定交换系统。给欢欢制定逐步达成矫正目标的子目标，根据其完成情况发给代币（见表8-3）。

表 8-3　　　　　　　　　　　矫正行为与对应币值

行为	币值（"+"代表奖励）
听到要吃饭了，马上准备吃饭	+1
饭前能够做到不用提醒，主动洗手	+1
吃饭能够集中注意力，不东张西望	+3
按时吃饱饭，看到爸爸妈妈做好饭能够帮忙布置碗筷	+2
饭后帮忙收拾桌子	+1

4. 确定代币兑换的时间为每周五晚上。

5. 专门绘制奖励单，挂在醒目的地方。

四、呼吸放松法

这是一种教人们如何应付各种压力的方法，主要通过放松肌肉和心情，达到克服焦虑、消除疲劳、稳定情绪等目的。在幼儿问题行为治疗中，放松训练对消除幼儿焦虑等症状有特殊作用。

（1）想象放松法。想象是人类心理活动的一个组成部分。在幼儿心理治疗中，想象技术十分常用，操作程序比成人的想象放松更加简单。运用想象放松法进行幼儿心理辅导时，可让幼儿舒服地躺坐在沙发或靠垫上轻闭双眼，然后听幼儿心理辅导教师给予的言语指导自行想象。教师要根据幼儿在什么情境下感到最舒服、最放松来安排指导语的内容情境。

（2）深呼吸放松法。有些幼儿的行为问题是进入到一个特定场合（如上台表演、到陌生场合）就感到紧张、无法放松，在这种情况下，进行想象放松练习已经没有时间和场地了，所以更适合使用深呼吸放松法来快速镇定，既简单又有效。其具体做法是让幼儿站定，双肩下垂，闭上双眼，然后慢慢地做深呼吸。教师可配合幼儿的呼吸节奏指导幼儿"跟着老师做，用鼻子深深地吸进来—用嘴巴慢慢地呼出去—深深地吸进来—慢慢地呼出去"，同时辅以示范，持续五六次，通常幼儿的情绪能较快地平复下来，从而降低焦虑感。

　学生实训

实训地点：教室、实训室。

实训内容：

1. 学生两人一组，分成若干组，分别扮演成人和幼儿，模拟成人正确引导和教育患有挑食偏食、攻击性行为、社会退缩等心理障碍和问题行为的幼儿。

2.学生以小组为单位，总结引导问题行为幼儿比较普遍且常用的方法，并画出树形图，大家一起分享如何更好地把这些操作方法运用到实践当中。

课后测评

1.幼儿心理健康的特征是什么？

2.幼儿常见的心理障碍问题受哪些因素的影响？

3.如何预防幼儿的挑食偏食行为？

4.如何对自闭症幼儿进行保健？

5.如何科学使用代币法？

附录

中国7岁以下儿童生长发育参照标准

卫生部妇幼保健与社区卫生司

2009 年 9 月

表1 　　　　　　　　　 7岁以下男童身高（长）标准值（cm）

年龄	月龄	-3SD	-2SD	-1SD	中位数	+1SD	+2SD	+3SD
出生	0	45.2	46.9	48.6	50.4	52.2	54.0	55.8
	1	48.7	50.7	52.7	54.8	56.9	59.0	61.2
	2	52.2	54.3	56.5	58.7	61.0	63.3	65.7
	3	55.3	57.5	59.7	62.0	64.3	66.6	69.0
	4	57.9	60.1	62.3	64.6	66.9	69.3	71.7
	5	59.9	62.1	64.4	66.7	69.1	71.5	73.9
	6	61.4	63.7	66.0	68.4	70.8	73.3	75.8
	7	62.7	65.0	67.4	69.8	72.3	74.8	77.4
	8	63.9	66.3	68.7	71.2	73.7	76.3	78.9
	9	65.2	67.6	70.1	72.6	75.2	77.8	80.5
	10	66.4	68.9	71.4	74.0	76.6	79.3	82.1
	11	67.5	70.1	72.7	75.3	78.0	80.8	83.6
1岁	12	68.6	71.2	73.8	76.5	79.3	82.1	85.0
	15	71.2	74.0	76.9	79.8	82.8	85.8	88.9
	18	73.6	76.6	79.6	82.7	85.8	89.1	92.4
	21	76.0	79.1	82.3	85.6	89.0	92.4	95.9
2岁	24	78.3	81.6	85.1	88.5	92.1	95.8	99.5
	27	80.5	83.9	87.5	91.1	94.8	98.6	102.5
	30	82.4	85.9	89.6	93.3	97.1	101.0	105.0
	33	84.4	88.0	91.6	95.4	99.3	103.2	107.2
3岁	36	86.3	90.0	93.7	97.5	101.4	105.3	109.4
	39	87.5	91.2	94.9	98.8	102.7	106.7	110.7
	42	89.3	93.0	96.7	100.6	104.5	108.6	112.7
	45	90.9	94.6	98.5	102.4	106.4	110.4	114.6
4岁	48	92.5	96.3	100.2	104.1	108.2	112.3	116.5
	51	94.0	97.9	101.9	105.9	110.0	114.2	118.5
	54	95.6	99.5	103.6	107.7	111.9	116.2	120.6
	57	97.1	101.1	105.3	109.5	113.8	118.2	122.6
5岁	60	98.7	102.8	107.0	111.3	115.7	120.1	124.7
	63	100.2	104.4	108.7	113.0	117.5	122.0	126.7
	66	101.6	105.9	110.2	114.7	119.2	123.8	128.6
	69	103.0	107.3	111.7	116.3	120.9	125.6	130.4
6岁	72	104.1	108.6	113.1	117.7	122.4	127.2	132.1
	75	105.3	109.8	114.4	119.2	124.0	128.8	133.8
	78	106.5	111.1	115.8	120.7	125.6	130.5	135.6
	81	107.9	112.6	117.4	122.3	127.3	132.4	137.6

注：表中3岁前为身长，3岁及3岁后为身高。

表2   7岁以下女童身高（长）标准值（cm）

年龄	月龄	-3SD	-2SD	-1SD	中位数	+1SD	+2SD	+3SD
出生	0	44.7	46.4	48.0	49.7	51.4	53.2	55.0
	1	47.9	49.8	51.7	53.7	55.7	57.8	59.9
	2	51.1	53.2	55.3	57.4	59.6	61.8	64.1
	3	54.2	56.3	58.4	60.6	62.8	65.1	67.5
	4	56.7	58.8	61.0	63.1	65.4	67.7	70.0
	5	58.6	60.8	62.9	65.2	67.4	69.8	72.1
	6	60.1	62.3	64.5	66.8	69.1	71.5	74.0
	7	61.3	63.6	65.9	68.2	70.6	73.1	75.6
	8	62.5	64.8	67.2	69.6	72.1	74.7	77.3
	9	63.7	66.1	68.5	71.0	73.6	76.2	78.9
	10	64.9	67.3	69.8	72.4	75.0	77.7	80.5
	11	66.1	68.6	71.1	73.7	76.4	79.2	82.0
1岁	12	67.2	69.7	72.3	75.0	77.7	80.5	83.4
	15	70.2	72.9	75.6	78.5	81.4	84.3	87.4
	18	72.8	75.6	78.5	81.5	84.6	87.7	91.0
	21	75.1	78.1	81.2	84.4	87.7	91.1	94.5
2岁	24	77.3	80.5	83.8	87.2	90.7	94.3	98.0
	27	79.3	82.7	86.2	89.8	93.5	97.3	101.2
	30	81.4	84.8	88.4	92.1	95.9	99.8	103.8
	33	83.4	86.9	90.5	94.3	98.1	102.0	106.1
3岁	36	85.4	88.9	92.5	96.3	100.1	104.1	108.1
	39	86.6	90.1	93.8	97.5	101.4	105.4	109.4
	42	88.4	91.9	95.6	99.4	103.3	107.2	111.3
	45	90.1	93.7	97.4	101.2	105.1	109.2	113.3
4岁	48	91.7	95.4	99.2	103.1	107.0	111.1	115.3
	51	93.2	97.0	100.9	104.9	109.0	113.1	117.4
	54	94.8	98.7	102.7	106.7	110.9	115.2	119.5
	57	96.4	100.3	104.4	108.5	112.8	117.1	121.6
5岁	60	97.8	101.8	106.0	110.2	114.5	118.9	123.4
	63	99.3	103.4	107.6	111.9	116.2	120.7	125.3
	66	100.7	104.9	109.2	113.5	118.0	122.6	127.2
	69	102.0	106.3	110.7	115.2	119.7	124.4	129.1
6岁	72	103.3	107.6	112.0	116.6	121.2	126.0	130.8
	75	104.4	108.8	113.4	118.0	122.7	127.6	132.5
	78	105.5	110.1	114.7	119.4	124.3	129.2	134.2
	81	106.7	111.4	116.1	121.0	125.9	130.9	136.1

注：表中3岁前为身长，3岁及3岁后为身高。

表3   7岁以下男童体重标准值（kg）

年龄	月龄	-3SD	-2SD	-1SD	中位数	+1SD	+2SD	+3SD
出生	0	2.26	2.58	2.93	3.32	3.73	4.18	4.66
	1	3.09	3.52	3.99	4.51	5.07	5.67	6.33
	2	3.94	4.47	5.05	5.68	6.38	7.14	7.97
	3	4.69	5.29	5.97	6.70	7.51	8.40	9.37
	4	5.25	5.91	6.64	7.45	8.34	9.32	10.39
	5	5.66	6.36	7.14	8.00	8.95	9.99	11.15
	6	5.97	6.70	7.51	8.41	9.41	10.50	11.72
	7	6.24	6.99	7.83	8.76	9.79	10.93	12.20
	8	6.46	7.23	8.09	9.05	10.11	11.29	12.60
	9	6.67	7.46	8.35	9.33	10.42	11.64	12.99
	10	6.86	7.67	8.58	9.58	10.71	11.95	13.34
	11	7.04	7.87	8.80	9.83	10.98	12.26	13.68
1岁	12	7.21	8.06	9.00	10.05	11.23	12.54	14.00
	15	7.68	8.57	9.57	10.68	11.93	13.32	14.88
	18	8.13	9.07	10.12	11.29	12.61	14.09	15.75
	21	8.61	9.59	10.69	11.93	13.33	14.90	16.66
2岁	24	9.06	10.09	11.24	12.54	14.01	15.67	17.54
	27	9.47	10.54	11.75	13.11	14.64	16.38	18.36
	30	9.86	10.97	12.22	13.64	15.24	17.06	19.13
	33	10.24	11.39	12.68	14.15	15.82	17.72	19.89
3岁	36	10.61	11.79	13.13	14.65	16.39	18.37	20.64
	39	10.97	12.19	13.57	15.15	16.95	19.02	21.39
	42	11.31	12.57	14.00	15.63	17.50	19.65	22.13
	45	11.66	12.96	14.44	16.13	18.07	20.32	22.91
4岁	48	12.01	13.35	14.88	16.64	18.67	21.01	23.73
	51	12.37	13.76	15.35	17.18	19.30	21.76	24.63
	54	12.74	14.18	15.84	17.75	19.98	22.57	25.61
	57	13.12	14.61	16.34	18.35	20.69	23.43	26.68
5岁	60	13.50	15.06	16.87	18.98	21.46	24.38	27.85
	63	13.86	15.48	17.38	19.60	22.21	25.32	29.04
	66	14.18	15.87	17.85	20.18	22.94	26.24	30.22
	69	14.48	16.24	18.31	20.75	23.66	27.17	31.43
6岁	72	14.74	16.56	18.71	21.26	24.32	28.03	32.57
	75	15.01	16.90	19.14	21.82	25.06	29.01	33.89
	78	15.30	17.27	19.62	22.45	25.89	30.13	35.41
	81	15.66	17.73	20.22	23.24	26.95	31.56	37.39

表4　　　　　　　　　　　　　7岁以下女童体重标准值（kg）

年龄	月龄	-3SD	-2SD	-1SD	中位数	+1SD	+2SD	+3SD
出生	0	2.26	2.54	2.85	3.21	3.63	4.10	4.65
	1	2.98	3.33	3.74	4.20	4.74	5.35	6.05
	2	3.72	4.15	4.65	5.21	5.86	6.60	7.46
	3	4.40	4.90	5.47	6.13	6.87	7.73	8.71
	4	4.93	5.48	6.11	6.83	7.65	8.59	9.66
	5	5.33	5.92	6.59	7.36	8.23	9.23	10.38
	6	5.64	6.26	6.96	7.77	8.68	9.73	10.93
	7	5.90	6.55	7.28	8.11	9.06	10.15	11.40
	8	6.13	6.79	7.55	8.41	9.39	10.51	11.80
	9	6.34	7.03	7.81	8.69	9.70	10.86	12.18
	10	6.53	7.23	8.03	8.94	9.98	11.16	12.52
	11	6.71	7.43	8.25	9.18	10.24	11.46	12.85
1岁	12	6.87	7.61	8.45	9.40	10.48	11.73	13.15
	15	7.34	8.12	9.01	10.02	11.18	12.50	14.02
	18	7.79	8.63	9.57	10.65	11.88	13.29	14.90
	21	8.26	9.15	10.15	11.30	12.61	14.12	15.85
2岁	24	8.70	9.64	10.70	11.92	13.31	14.92	16.77
	27	9.10	10.09	11.21	12.50	13.97	15.67	17.63
	30	9.48	10.52	11.70	13.05	14.60	16.39	18.47
	33	9.86	10.94	12.18	13.59	15.22	17.11	19.29
3岁	36	10.23	11.36	12.65	14.13	15.83	17.81	20.10
	39	10.60	11.77	13.11	14.65	16.43	18.50	20.90
	42	10.95	12.16	13.55	15.16	17.01	19.17	21.69
	45	11.29	12.55	14.00	15.67	17.60	19.85	22.49
4岁	48	11.62	12.93	14.44	16.17	18.19	20.54	23.30
	51	11.96	13.32	14.88	16.69	18.79	21.25	24.14
	54	12.30	13.71	15.33	17.22	19.42	22.00	25.04
	57	12.62	14.08	15.78	17.75	20.05	22.75	25.96
5岁	60	12.93	14.44	16.20	18.26	20.66	23.50	26.87
	63	13.23	14.80	16.64	18.78	21.30	24.28	27.84
	66	13.54	15.18	17.09	19.33	21.98	25.12	28.89
	69	13.84	15.54	17.53	19.88	22.65	25.96	29.95
6岁	72	14.11	15.87	17.94	20.37	23.27	26.74	30.94
	75	14.38	16.21	18.35	20.89	23.92	27.57	32.00
	78	14.66	16.55	18.78	21.44	24.61	28.46	33.14
	81	14.96	16.92	19.25	22.03	25.37	29.42	34.40

表5　　　　　　　　　　7岁以下男童头围标准值（cm）

年龄	月龄	-3SD	-2SD	-1SD	中位数	+1SD	+2SD	+3SD
出生	0	30.9	32.1	33.3	34.5	35.7	36.8	37.9
	1	33.3	34.5	35.7	36.9	38.2	39.4	40.7
	2	35.2	36.4	37.6	38.9	40.2	41.5	42.9
	3	36.7	37.9	39.2	40.5	41.8	43.2	44.6
	4	38.0	39.2	40.4	41.7	43.1	44.5	45.9
	5	39.0	40.2	41.5	42.7	44.1	45.5	46.9
	6	39.8	41.0	42.3	43.6	44.9	46.3	47.7
	7	40.4	41.7	42.9	44.2	45.5	46.9	48.4
	8	41.0	42.2	43.5	44.8	46.1	47.5	48.9
	9	41.5	42.7	44.0	45.3	46.6	48.0	49.4
	10	41.9	43.1	44.4	45.7	47.0	48.4	49.8
	11	42.3	43.5	44.8	46.1	47.4	48.8	50.2
1岁	12	42.6	43.8	45.1	46.4	47.7	49.1	50.5
	15	43.2	44.5	45.7	47.0	48.4	49.7	51.1
	18	43.7	45.0	46.3	47.6	48.9	50.2	51.6
	21	44.2	45.5	46.7	48.0	49.4	50.7	52.1
2岁	24	44.6	45.9	47.1	48.4	49.8	51.1	52.5
	27	45.0	46.2	47.5	48.8	50.1	51.4	52.8
	30	45.3	46.5	47.8	49.1	50.4	51.7	53.1
	33	45.5	46.8	48.0	49.3	50.6	52.0	53.3
3岁	36	45.7	47.0	48.3	49.6	50.9	52.2	53.5
	42	46.2	47.4	48.7	49.9	51.3	52.6	53.9
4岁	48	46.5	47.8	49.0	50.3	51.6	52.9	54.2
	54	46.9	48.1	49.4	50.6	51.9	53.2	54.6
5岁	60	47.2	48.4	49.7	51.0	52.2	53.6	54.9
	66	47.5	48.7	50.0	51.3	52.5	53.8	55.2
6岁	72	47.8	49.0	50.2	51.5	52.8	54.1	55.4

表6　　　　　　　　　　7岁以下女童头围标准值（cm）

年龄	月龄	-3SD	-2SD	-1SD	中位数	+1SD	+2SD	+3SD
出生	0	30.4	31.6	32.8	34.0	35.2	36.4	37.5
	1	32.6	33.8	35.0	36.2	37.4	38.6	39.9
	2	34.5	35.6	36.8	38.0	39.3	40.5	41.8
	3	36.0	37.1	38.3	39.5	40.8	42.1	43.4
	4	37.2	38.3	39.5	40.7	41.9	43.3	44.6
	5	38.1	39.2	40.4	41.6	42.9	44.3	45.7
	6	38.9	40.0	41.2	42.4	43.7	45.1	46.5

续前表

年龄	月龄	-3SD	-2SD	-1SD	中位数	+1SD	+2SD	+3SD
	7	39.5	40.7	41.8	43.1	44.4	45.7	47.2
	8	40.1	41.2	42.4	43.6	44.9	46.3	47.7
	9	40.5	41.7	42.9	44.1	45.4	46.8	48.2
	10	40.9	42.1	43.3	44.5	45.8	47.2	48.6
	11	41.3	42.4	43.6	44.9	46.2	47.5	49.0
1 岁	12	41.5	42.7	43.9	45.1	46.5	47.8	49.3
	15	42.2	43.4	44.6	45.8	47.2	48.5	50.0
	18	42.8	43.9	45.1	46.4	47.7	49.1	50.5
	21	43.2	44.4	45.6	46.9	48.2	49.6	51.0
2 岁	24	43.6	44.8	46.0	47.3	48.6	50.0	51.4
	27	44.0	45.2	46.4	47.7	49.0	50.3	51.7
	30	44.3	45.5	46.7	48.0	49.3	50.7	52.1
	33	44.6	45.8	47.0	48.3	49.6	50.9	52.3
3 岁	36	44.8	46.0	47.3	48.5	49.8	51.2	52.6
	42	45.3	46.5	47.7	49.0	50.3	51.6	53.0
4 岁	48	45.7	46.9	48.1	49.4	50.6	52.0	53.3
	54	46.0	47.2	48.4	49.7	51.0	52.3	53.7
5 岁	60	46.3	47.5	48.7	50.0	51.3	52.6	53.9
	66	46.6	47.8	49.0	50.3	51.5	52.8	54.2
6 岁	72	46.8	48.0	49.2	50.5	51.8	53.1	54.4

表 7   **45 ～ 110cm 身长的体重标准值（男）**

身长 (cm)	体重 (kg)						
	-3SD	-2SD	-1SD	中位数	+1SD	+2SD	+3SD
46	1.80	1.99	2.19	2.41	2.65	2.91	3.18
48	2.11	2.34	2.58	2.84	3.12	3.42	3.74
50	2.43	2.68	2.95	3.25	3.57	3.91	4.29
52	2.78	3.06	3.37	3.71	4.07	4.47	4.90
54	3.19	3.51	3.87	4.25	4.67	5.12	5.62
56	3.65	4.02	4.41	4.85	5.32	5.84	6.41
58	4.13	4.53	4.97	5.46	5.99	6.57	7.21
60	4.61	5.05	5.53	6.06	6.65	7.30	8.01
62	5.09	5.56	6.08	6.66	7.30	8.00	8.78
64	5.54	6.05	6.60	7.22	7.91	8.67	9.51
66	5.97	6.50	7.09	7.74	8.47	9.28	10.19
68	6.38	6.93	7.55	8.23	9.00	9.85	10.81

续前表

身长 (cm)	体重 (kg)						
	-3SD	-2SD	-1SD	中位数	+1SD	+2SD	+3SD
70	6.76	7.34	7.98	8.69	9.49	10.38	11.39
72	7.12	7.72	8.38	9.12	9.94	10.88	11.93
74	7.47	8.08	8.76	9.52	10.38	11.34	12.44
76	7.81	8.43	9.13	9.91	10.80	11.80	12.93
78	8.14	8.78	9.50	10.31	11.22	12.25	13.42
80	8.49	9.15	9.88	10.71	11.64	12.70	13.92
82	8.85	9.52	10.27	11.12	12.08	13.17	14.42
84	9.21	9.90	10.66	11.53	12.52	13.64	14.94
86	9.58	10.28	11.07	11.96	12.97	14.13	15.46
88	9.96	10.68	11.48	12.39	13.43	14.62	16.00
90	10.34	11.08	11.90	12.83	13.90	15.12	16.54
92	10.74	11.48	12.33	13.28	14.37	15.63	17.10
94	11.14	11.90	12.77	13.75	14.87	16.16	17.68
96	11.56	12.34	13.22	14.23	15.38	16.72	18.29
98	11.99	12.79	13.70	14.74	15.93	17.32	18.95
100	12.44	13.26	14.20	15.27	16.51	17.96	19.67
102	12.89	13.75	14.72	15.83	17.12	18.64	20.45
104	13.35	14.24	15.25	16.41	17.77	19.37	21.29
106	13.82	14.74	15.79	17.01	18.45	20.15	22.21
108	14.27	15.24	16.34	17.63	19.15	20.97	23.19
110	14.74	15.74	16.91	18.27	19.89	21.85	24.27

表 8　　　　　　　80 ～ 140cm 身高的体重标准值（男）

身长 (cm)	体重 (kg)						
	-3SD	-2SD	-1SD	中位数	+1SD	+2SD	+3SD
80	8.61	9.27	10.02	10.85	11.79	12.87	14.09
82	8.97	9.65	10.41	11.26	12.23	13.34	14.60
84	9.34	10.03	10.81	11.68	12.68	13.81	15.12
86	9.71	10.42	11.21	12.11	13.13	14.30	15.65
88	10.09	10.81	11.63	12.54	13.59	14.79	16.19
90	10.48	11.22	12.05	12.99	14.06	15.30	16.73
92	10.88	11.63	12.48	13.44	14.54	15.82	17.30
94	11.29	12.05	12.92	13.91	15.05	16.36	17.89
96	11.71	12.50	13.39	14.40	15.57	16.93	18.51

续前表

身长(cm)	体重 (kg)						
	−3SD	−2SD	−1SD	中位数	+1SD	+2SD	+3SD
98	12.15	12.95	13.87	14.92	16.13	17.54	19.19
100	12.60	13.43	14.38	15.46	16.72	18.19	19.93
102	13.05	13.92	14.90	16.03	17.35	18.89	20.74
104	13.52	14.41	15.44	16.62	18.00	19.64	21.61
106	13.98	14.91	15.98	17.23	18.69	20.43	22.54
108	14.44	15.41	16.54	17.85	19.41	21.27	23.56
110	14.90	15.92	17.11	18.50	20.16	22.18	24.67
112	15.37	16.45	17.70	19.19	20.97	23.15	25.90
114	15.85	16.99	18.32	19.90	21.83	24.21	27.25
116	16.33	17.54	18.95	20.66	22.74	25.36	28.76
118	16.83	18.10	19.62	21.45	23.72	26.62	30.45
120	17.34	18.69	20.31	22.30	24.78	27.99	32.34
122	17.87	19.31	21.05	23.19	25.91	29.50	34.48
124	18.41	19.95	21.81	24.14	27.14	31.15	36.87
126	18.97	20.61	22.62	25.15	28.45	32.96	39.56
128	19.56	21.31	23.47	26.22	29.85	34.92	42.55
130	20.18	22.05	24.37	27.35	31.34	37.01	45.80
132	20.84	22.83	25.32	28.55	32.91	39.21	49.23
134	21.53	23.65	26.32	29.80	34.55	41.48	52.72
136	22.25	24.51	27.36	31.09	36.23	43.78	56.20
138	23.00	25.40	28.44	32.44	37.95	46.11	59.62
140	23.79	26.33	29.57	33.82	39.71	48.46	62.96

表9   45～110cm 身长的体重标准值（女）

身长(cm)	体重 (kg)						
	−3SD	−2SD	−1SD	中位数	+1SD	+2SD	+3SD
46	1.89	2.07	2.28	2.52	2.79	3.09	3.43
48	2.18	2.39	2.63	2.90	3.20	3.54	3.93
50	2.48	2.72	2.99	3.29	3.63	4.01	4.44
52	2.84	3.11	3.41	3.75	4.13	4.56	5.05
54	3.26	3.56	3.89	4.27	4.70	5.18	5.73
56	3.69	4.02	4.39	4.81	5.29	5.82	6.43
58	4.14	4.50	4.91	5.37	5.88	6.47	7.13

续前表

60	4.59	4.99	5.43	5.93	6.49	7.13	7.85
62	5.05	5.48	5.95	6.49	7.09	7.77	8.54
64	5.48	5.94	6.44	7.01	7.65	8.38	9.21
66	5.89	6.37	6.91	7.51	8.18	8.95	9.82
68	6.28	6.78	7.34	7.97	8.68	9.49	10.40
70	6.64	7.16	7.75	8.41	9.15	9.99	10.95
72	6.98	7.52	8.13	8.82	9.59	10.46	11.46
74	7.30	7.87	8.49	9.20	10.00	10.91	11.95
76	7.62	8.20	8.85	9.58	10.40	11.34	12.41
78	7.93	8.53	9.20	9.95	10.80	11.77	12.88
80	8.26	8.88	9.57	10.34	11.22	12.22	13.37
82	8.60	9.23	9.94	10.74	11.65	12.69	13.87
84	8.95	9.60	10.33	11.16	12.10	13.16	14.39
86	9.30	9.98	10.73	11.58	12.55	13.66	14.93
88	9.67	10.37	11.15	12.03	13.03	14.18	15.50
90	10.06	10.78	11.58	12.50	13.54	14.73	16.11
92	10.46	11.20	12.04	12.98	14.06	15.31	16.75
94	10.88	11.64	12.51	13.49	14.62	15.91	17.41
96	11.30	12.10	12.99	14.02	15.19	16.54	18.11
98	11.73	12.55	13.49	14.55	15.77	17.19	18.84
100	12.16	13.01	13.98	15.09	16.37	17.86	19.61
102	12.58	13.47	14.48	15.64	16.98	18.55	20.39
104	13.00	13.93	14.98	16.20	17.61	19.26	21.22
106	13.43	14.39	15.49	16.77	18.25	20.00	22.09
108	13.86	14.86	16.02	17.36	18.92	20.78	23.02
110	14.29	15.34	16.55	17.96	19.62	21.60	24.00

表 10　　　　　　　　　80 ～ 140cm 身高的体重标准值（女）

身长 (cm)	体重 (kg)						
	-3SD	-2SD	-1SD	中位数	+1SD	+2SD	+3SD
80	8.38	9.00	9.70	10.48	11.37	12.38	13.54
82	8.72	9.36	10.08	10.89	11.81	12.85	14.05
84	9.07	9.73	10.47	11.31	12.25	13.34	14.58
86	9.43	10.11	10.87	11.74	12.72	13.84	15.13
88	9.80	10.51	11.30	12.19	13.20	14.37	15.71

续前表

90	10.20	10.92	11.74	12.66	13.72	14.93	16.33
92	10.60	11.36	12.20	13.16	14.26	15.51	16.98
94	11.02	11.80	12.68	13.67	14.81	16.13	17.66
96	11.45	12.26	13.17	14.20	15.39	16.76	18.37
98	11.88	12.71	13.66	14.74	15.98	17.42	19.11
100	12.31	13.17	14.16	15.28	16.58	18.10	19.88
102	12.73	13.63	14.66	15.83	17.20	18.79	20.68
104	13.15	14.09	15.16	16.39	17.83	19.51	21.52
106	13.58	14.56	15.68	16.97	18.48	20.27	22.41
108	14.01	15.03	16.20	17.56	19.16	21.06	23.36
110	14.45	15.51	16.74	18.18	19.87	21.90	24.37
112	14.90	16.01	17.31	18.82	20.62	22.79	25.45
114	15.36	16.53	17.89	19.50	21.41	23.74	26.63
116	15.84	17.07	18.50	20.20	22.25	24.76	27.91
118	16.33	17.62	19.13	20.94	23.13	25.84	29.29
120	16.85	18.20	19.79	21.71	24.05	26.99	30.78
122	17.39	18.80	20.49	22.52	25.03	28.21	32.39
124	17.94	19.43	21.20	23.36	26.06	29.52	34.14
126	18.51	20.07	21.94	24.24	27.13	30.90	36.04
128	19.09	20.72	22.70	25.15	28.26	32.39	38.12
130	19.69	21.40	23.49	26.10	29.47	33.99	40.43
132	20.31	22.11	24.33	27.11	30.75	35.72	42.99
134	20.96	22.86	25.21	28.19	32.12	37.60	45.81
136	21.65	23.65	26.14	29.33	33.59	39.61	48.88
138	22.38	24.50	27.14	30.55	35.14	41.74	52.13
140	23.15	25.39	28.19	31.83	36.77	43.93	55.44

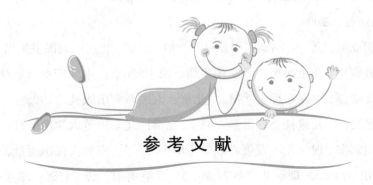

参考文献

［1］王练.学前卫生学［M］.北京：高等教育出版社，2011.

［2］万钫.学前卫生学［M］.2版.北京：北京师范大学出版社，2004.

［3］王建平.学校健康教育概论［M］.北京：人民教育出版社，2010.

［4］张晓燕.健康教育概论［M］.武汉：武汉大学出版社，2010.

［5］王健，等.健康教育学［M］.北京：高等教育出版社，2006.

［6］顾荣芳，等.幼儿园健康教育［M］.北京：人民教育出版社，2004.

［7］顾荣芳.学前儿童卫生学［M］.2版.南京：江苏教育出版社，2006.

［8］朱家雄，等.学前儿童卫生学［M］.2版.上海：华东师范大学出版社，2006.

［9］朱家雄.教育卫生学［M］.北京：人民教育出版社，1998.

［10］王雁，等.学前卫生学［M］.海口：南海出版公司，2010.

［11］麦少美，等.学前卫生学［M］.上海：复旦大学出版社，2009.

［12］王来圣.学前卫生学［M］.北京：科学出版社，2007.

［13］王振宇.儿童心理发展理论［M］.北京：人民教育出版社，2011.

［14］王振宇.学前儿童发展心理学［M］.北京：人民教育出版社，2004.

［15］刘晓东，等.学前教育学［M］.南京：江苏教育出版社，2004.

［16］左明雪.人体解剖生理学［M］.2版.北京：高等教育出版社，2009.

［17］季常新，等.人体解剖生理学［M］.北京：科学出版社，2009.

［18］Greg Payne，耿培新，梁国立.人类动作发展概论［M］.北京：人民教育

出版社，2008.

　　［19］劳拉·E.贝克.儿童发展［M］.吴颖，等译.南京：江苏教育出版社，2002.

　　［20］居伊·勒弗朗索瓦.孩子们：儿童心理发展［M］.王全志，等译.北京：北京大学出版社，2004.

　　［21］胡亚美，等.诸福棠实用儿科学［M］.7版.北京：人民卫生出版社，2002.

　　［22］戴耀华.儿童疾病防治实用手册［M］.北京：中国妇女出版社，2007.

　　［23］林崇德.发展心理学［M］.北京：人民教育出版社，1995.

　　［24］张文新.儿童社会性发展［M］.北京：北京师范大学出版社，1999.

　　［25］周宗奎.现代儿童发展心理学［M］.合肥：安徽人民出版社，1999.

　　［26］Jillian Rodd.理解儿童的行为［M］.毛曙阳，译.上海：华东师范大学出版社，2008.

　　［27］柏树令，等.系统解剖学［M］.9版.北京：人民卫生出版社，2018.

　　［28］黎海芪，毛萌.儿童保健学［M］.2版.北京：人民卫生出版社，2009.

　　［29］刘湘云，等.儿童保健学［M］.4版.南京：江苏科学技术出版社，2011.

　　［30］王继山，陈俭红.实用小儿胃肠病学［M］.北京：北京医科大学、中国协和医科大学联合出版社，1997.

　　［31］王卫平.儿科学［M］.8版.北京：人民卫生出版社，2013.

　　［32］姚泰.生理学［M］.2版.北京：人民卫生出版社，2010.

　　［33］谭佳，李艳丽.学前健康教育［M］.天津：南开大学出版社，2012.

　　［34］李玮.学前卫生学［M］.天津：南开大学出版社，2012.

　　［35］康松龄.学前儿童卫生保健［M］.武汉：华中师范大学出版社，2013.

　　［36］万钫.幼儿卫生保育教程［M］.北京：北京师范大学出版社，1999.

　　［37］朱家雄，等.学前儿童卫生学［M］.3版.上海：华东师范大学出版社，2015.

　　［38］李文昌，贾素丽，施雯蕾.幼儿卫生与保健［M］.北京：首都师范大学出版社，2017.

　　［39］宣兴村.学前儿童卫生与保健［M］.长春：东北师范大学出版社，2017.

　　［40］周国剑.幼儿园组织与管理［M］.天津：南开大学出版社，2012.

　　［41］张燕.幼儿园管理［M］.北京：人民教育出版社，2008.

　　［42］艾登·钱伯斯.打造儿童阅读环境［M］.许慧贞，等译.海口：南海出版公司，2007.

［43］丁海东.学前游戏论［M］.济南：山东人民出版社，2001.

［44］王德尚.病理学［M］.杭州：浙江科学技术出版社，1998.

［45］蔡迎旗.学前教育概论［M］.武汉：华中师范大学出版社，2006.

［46］刘馨.学前儿童体育［M］.2版.北京：北京师范大学出版社，2014.

［47］刘琭.婴幼儿行为心理学［M］.海口：南方出版社，2017.

［48］赵丽丽.幼儿卫生与保健［M］.北京：中国劳动社会保障出版社，2006.

［49］张永红.学前儿童发展心理学［M］.北京：高等教育出版社，2011.

［50］高秀欣，等.幼儿卫生学［M］.北京：人民邮电出版社，2015.

［51］陈辉.幼儿行为问题应对［M］.北京：北京理工大学出版社，2015.

［52］莫源秋.幼儿常见心理行为问题［M］.北京：中国轻工业出版社，2015.

［53］邓琼芳.读懂孩子的心：幼儿常见问题心理解析［M］.北京：北京工业大学出版社，2010.

［54］史明洁.婴幼儿营养、安全与卫生实务［M］.南京：东南大学出版社，2016.

［55］张兰香，潘秀萍.学前儿童卫生与保健［M］.北京：北京师范大学出版社，2011.

［56］李君.学前儿童卫生与保育［M］.北京：高等教育出版社，2014.

［57］中华人民共和国教育部.3～6岁儿童学习与发展指南［M］.北京：首都师范大学出版社，2012.

［58］黄欣欣.托幼机构卫生保健实用指南［M］.南京：江苏教育出版社，2010.

［59］武长育，等.托幼园所卫生保健工作实用手册［M］.北京：中国农业出版社，2013.

［60］王东红，等.幼儿卫生保健学习与指导［M］.北京：高等教育出版社，2009.

［61］郦燕君，贺永琴.幼儿卫生保健［M］.北京：北京师范大学出版社，2012.

［62］中国营养学会.中国居民膳食指南2016［M］.北京：人民卫生出版社，2016.

［63］杨月欣，等.中国食物成分表2002［M］.北京：北京医科大学出版社，2002.

［64］杨月欣，等.中国食物成分表2004：第二册［M］.北京：北京大学医学

出版社，2005.

[65] 杨月欣，等.中国食物成分表：第一册［M］.2 版.北京：北京大学医学出版社，2009.

[66] 李海芸，等.幼儿营养与幼儿园膳食管理［M］.北京：北京师范大学出版社，2015.

[67] 中国营养学会.中国居民膳食营养素参考摄入量：2013 版［M］.北京：科学出版社，2014.